DIE WECHSELJAHRE DES MANNES

VON

PROFESSOR DR. A. HOCHE
FREIBURG i. BR.

ZWEITE AUFLAGE

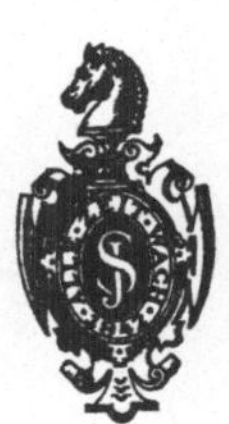

SPRINGER-VERLAG BERLIN HEIDELBERG GMBH 1928

ISBN 978-3-662-36003-3   ISBN 978-3-662-36833-6 (eBook)
DOI 10.1007/978-3-662-36833-6

Inhaltsverzeichnis.

	Seite
Einleitung	1
Die Bedeutung der Keimdrüsen für den Organismus	4
Die Wechseljahre der Frau	13
Das normale Altern des Mannes	22
Gibt es beim Manne „Wechseljahre"?	42
Literaturverzeichnis	73

Einleitung.

Das menschliche Bedürfnis, jedes fließende Geschehen in Abschnitte zu zerlegen, betätigt sich ganz besonders am Laufe der *Zeit*, die wir nicht bloß für unser praktisches Lebensbedürfnis zerteilen; wir können darin wohl die Einwirkung des Ablaufes der kosmischen Bewegungen auf das Bewußtsein unserer Urvorfahren erblicken und dürfen uns fragen, ob Wesen, die den Wechsel von Tag und Nacht und das Kommen und Gehen der Jahreszeiten nicht kännten, diesen Drang in derselben Stärke in sich entwickelt haben würden.

Die dem einzelnen zugemessene *Lebenszeit*, von deren Dauer und Beschaffenheit die meisten Menschen gemütlich mehr berührt werden als von allem anderen, wird, soweit Dokumente über menschliches Geistesleben vorliegen, in große Abschnitte gegliedert, bei deren Einzelgestaltung sich primitives Fühlen, dichterische Anschauung und praktisch philosophisches Denken die Hand gereicht haben.

Die Einordnung des Einzellebens in die Vorgänge der uns umgebenden organischen Welt legte den *Vergleich* mit den bei der Vegetation sich uns aufdrängenden Phasen des Keimens, Blühens und Welkens nahe; in ähnlicher Weise gab sich die Analogie des Menschenlebens mit dem Tageslauf, mit einer Wanderung oder der Aufeinanderfolge von Frühling, Sommer und Winter; der Herbst spielt in den ältesten Anschauungen — vielleicht in Abhängigkeit von klimatischen Eigentümlichkeiten — keine Rolle; auch eine römische Einteilung kannte nur *drei* Lebensperioden: pueri, juniores, seniores.

Es wäre merkwürdig gewesen, wenn die symbolische Auffassung der *Bedeutung der Zahlen* gegenüber der Betrachtung des Menschenlebens geschwiegen hätte; tatsächlich ist — belegbar seit *Solons* Zeit (um 600 v. Chr.) — die 7 von Bedeutung geworden; auch Hippokrates gruppierte die Lebensperioden nach diesem Gesichtspunkte; es kam dabei dem Alter von 63 Jahren, weil es 7×9 war, eine besondere Bedeutung zu; das 63. Jahr hieß ἀνδρόκλας, das männerzerbrechende; die von jeher feststellbare besondere Bedeutung des 70. Lebensjahres beruht wohl auf dem Zusammentreffen der Zahl 7 mit der Zahl unserer Finger.

In der *römischen* Literatur äußert sich der Gesichtspunkt der 7 in der Einteilung der Lebensalter als: infans, puer, adolescens, juvenis, vir, senex, silicernius[1], wobei juvenis den Jungmann, den Vollwüchsigen, silicernius den Greis im Zustande äußerster Hinfälligkeit bedeutet; den Jahren nach fing für die Römer das „Alter" mit 50 Jahren an.

In *Deutschland* unterschied eine volkstümliche Auffassung 10 Altersstufen, die vielleicht nicht ganz so häufig wie der Totentanz, aber doch oft genug Gegenstand bildlicher Darstellung wurden; aus begleitenden Verszeilen interessieren uns im Zusammenhange dieser Darstellung die folgenden:

> Dreißig Jahr ein Mann,
> vierzig Jahre stille stan,
> fünfzig Jahr geht Alter an,
> sechzig Jahre abelân.

Eine Variante für die letzte Zeile lautet: sechzig Jahr ist wohl getan — vielleicht ein Hinweis darauf, daß die Zeit des 60. Jahres sehr verschiedene Möglichkeiten von Leistungsfähigkeit und somit von Betrachtung zuläßt.

An die Siebenzahl knüpfte ursprünglich die Art der Einteilung an, in der das Wort klimakterisch zuerst erschien. Die durch 7 teilbaren Epochenzahlen erhielten jenes Adjek-

---

[1] *Silicernium:* ursprünglich ein Mahl aus Hülsenfrüchten (von siliqua = Schote), dann Leichenschmaus; silicernius ist derjenige, dem man einen Leichenschmaus halten *sollte*, der kein Recht mehr hat, zu leben; ein Schimpfwort. (Auskunft von Prof. Hess.)

tiv; κλῖμαξ, ist Treppe, Leiter (Diminutivform: κλιμάκιον);
κλιμακτήρ ist die *Leitersprosse*; dem Hergang des Lebens wird
dieses Bild darin gerecht, daß man auf einer Leiter sowohl
aufwärts als auch abwärts steigen kann. Als klimakterisch
waren dabei Lebensabschnitte gedacht, die eine *bemerkbare*
Stufe in der sonst fließenden Entwicklung bedeuten.

Es ist bezeichnend für die Bedeutung desjenigen Lebens-
abschnittes, in dem die *weiblichen* Keimdrüsen ihre Tätigkeit einstellen, daß in unserem Sprachbewußtsein und Sprach-
gebrauch klimakterisch fast nur noch in dieser *Sonder-
bedeutung* angewendet wird.

Der heute gleichsinnig gebrauchte Ausdruck „*Wechseljahre*" ist — nach einer Mitteilung meines Kollegen DIEPGEN
— in Deutschland im 17. und 18. Jahrhundert belegbar; es
steht dagegen nicht sicher fest, wann diese Bezeichnung
zuerst auf die *Menopause* bezogen worden ist; DIEPGEN
meint, daß der Name zunächst in den medizinischen Schriften
der Humanisten auftauchte und von da in deutsche Über-
setzungen überging; HALLER hat ihn noch nicht. Heute
jedenfalls ist die Bezeichnung der Wechseljahre im sprach-
lichen Volksbewußtsein eingebürgert; auch Frauen ohne
Bildung und Literaturkenntnis sprechen wie selbstverständlich davon, daß sie „im Wechsel" stehen oder wissen sofort,
was eine dahingehende ärztliche Äußerung oder Frage be-
sagen will.

Hierin liegt ausgesprochen, daß auch das naive Bewußtsein in *diesem* Wechsel der körperlichen Verfassung eine
ganz besondere Art von Abschnitt sieht; es ist die einzige
körperliche Wandlung nicht krankhafter Art, deren Beginn
in ihren erkennbaren Äußerungen auf ein D a t u m anzusetzen
ist; es hat für die Frau, wie mir eine gescheite Vertreterin
ihres Geschlechtes einmal sagte, „der liebe Gott den Punkt
gesetzt". Daß das Auftreten der *ersten* Regel nicht den
gleichen Eindruck für das allgemeine Bewußtsein hinter-
läßt, liegt wohl daran, daß dieses mit diskreter Scheu behan-
delte Ereignis nicht in dem Maße wie das Aufhören der Regel

Gegenstand der Erörterung zu sein pflegt, und daß dem Menschen in seinem durchschnittlichen Optimismus im allgemeinen die Signale des Abstiegs mehr Eindruck machen als die Zeichen des Aufstiegs, um so mehr, wenn der beginnende Abbau sich für die Umgebung in störenden seelischen Veränderungen bemerkbar macht.

Der Gedanke, daß es für das *männliche Geschlecht* etwas Ähnliches geben könnte, hat bis vor nicht allzu langer Zeit auch im ärztlichen Bewußtsein gar keine Rolle gespielt; ich gebe später die Einzelheiten der literarischen Entwicklung in der Frage der „männlichen Wechseljahre".

Die Bedeutung der Keimdrüsen für den Organismus.

Es ist niemandem zweifelhaft, daß alle die Einflüsse, durch welche die Veränderungen der Wechseljahre verursacht werden, in irgendeiner Weise, unmittelbar oder auf Umwegen, von den *Keimdrüsen* abhängen. Wir müssen deswegen an diesem Punkte, der in das Kapitel der *inneren Sekretion* gehört, einen Augenblick verweilen.

Diese ganze Frage ist seit einigen Jahrzehnten in zunehmendem Grade Gegenstand umfangreicher Untersuchungen gewesen, an denen Chemie, Physiologie, allgemeine Pathologie, Pharmakologie und innere Medizin mitzusprechen haben; als einen Maßstab für den Umfang der immer mehr wachsenden Literatur darf man betrachten, daß Verleger und Herausgeber die Gründung einer eigenen Zeitschrift für *Endokrinologie* als aussichtsvoll ansehen. Die nachstehende Skizze will nur das wiedergeben, was einem abseitsstehenden Beobachter, der an diesen Forschungen nur kritisch aber nicht selbsttätig beteiligt ist, im Augenblicke *einigermaßen* sicher erscheint.

Hoden und *Eierstöcke* sind drüsige Gebilde, die sozusagen zweihändig arbeiten; sie geben in gewissen zeitlichen Abständen hochorganisierte körperliche Bestandteile ab, die im Fall einer Befruchtung im eigenen oder im fremden Körper zweckvoll Verwendung finden; daneben aber schicken sie, vermutlich dauernd, wenn auch mit Schwankungen in der Quantität und wohl auch in der Zusammensetzung, in den Kreislauf chemische Verbindungen, von deren feinerer Struktur wir später einmal vielleicht mehr wissen werden als heute. Wir bezeichnen sie als *Sexualhormone* und bringen sie damit in eine Denkverbindung mit den Absonderungen anderer Drüsen, von denen *Schilddrüse*, *Nebennieren*, *Hypophysis* überhaupt keine Beziehungen zur Außenwelt unterhalten, während *Pankreas* und *Prostata* in dieser Hinsicht den Hoden und Ovarien näherstehen.

Es ist nun augenscheinlich nicht so, daß jede dieser Drüsen einen völlig *selbständigen* Wirkungskreis aufweist und un-beeinflußt von den anderen ihren Dienst verrichtet; wir haben vielmehr allen Grund zu der Annahme, daß sie in ungemein empfindlicher Weise *gegenseitig* auf kleine und kleinste Veränderungen reagieren; hier liegt für unsere Er-kenntnis der Einzelvorgänge die große und zur Zeit unüber-windliche Schwierigkeit. Wir haben es, wenn wir die Wirkung der Reizung oder Ausschaltung einer Drüse studieren wollen, in der Regel gleichzeitig mit Funktionsänderungen anderer zu tun, die dem Experimente nicht erlauben, eindeutige Ant-worten zu geben. Dieser Gegenseitigkeits-Mechanismus muß in einem Körper, der gesund ist und dessen Zustand als „Wohlbefinden" zum Bewußtsein kommt, auf das genaueste ausbalanciert sein; er ist deswegen in hohem Grade verletzlich.

Es ist ein reizvolles Bild, wie die hierher gehörigen Vor-gänge, soweit wir sie erschließen oder erraten können, in ihrer Gesamtheit arbeiten: in den Blutstrom, den wir nach seiner groben Zusammensetzung in chemischer und physi-kalischer Hinsicht leidlich zu kennen glauben, geben die auf seinem Wege hier und da angebrachten kleinen chemischen Werkstätten Stoffe hinein, die nur in ihnen hergestellt werden und die wegen ihrer eigenartigen Zusammensetzung schon in kleinen Dosen starke Wirkungen entfalten können. Diese Wirkungen bestehen zum Teil darin, daß sie in den anderen Werkstätten Anlaß zu Betriebsänderungen geben, die sich in der Bildung veränderter Sekrete äußern; zum Teil erfolgen sie durch Vermittlung des *Nervensystems*, und zwar wahrscheinlich in erster Linie des sympathischen Anteils. Die Schwierigkeit der Untersuchung und Beurteilung dieser Verhältnisse liegt nun darin, daß wir zur Zeit noch außerstande sind, in den Fernwirkungen der Hormone den chemischen und den nervösen Anteil zu sondern; den chemischen haben wir uns wohl weniger in der Art einer Quantitätswirkung als im Sinne der Katalysatoren zu denken; für den nervösen Anteil muß gelten, daß die Hormon-Laboratorien zwar dem Nervensystem Reize übermitteln, ihrerseits aber wieder von dorther einer Steuerung unterworfen sind, die fördern oder hemmen, auslösen oder abstellen und auch die Qualität der Arbeit beeinflussen kann.

Es ist angesichts des Pendelganges der Dinge denkbar, daß die heutige Phase einer Hochschätzung der Rolle der inneren Sekretion in 30 Jahren als eine Zeit der Überschätzung bewertet werden wird; das würde den heutigen Bemühungen ihren Wert nicht nehmen; Fortschritte werden auf den einzelnen Wissensgebieten vorwiegend in den Perioden einer Überschätzung des Wertes der Ergebnisse erzielt. Jedenfalls wird die e i n e Erkenntnis kaum wieder erschüttert werden, daß die Drüsen der inneren Sekretion nach der individuellen Art und Energie ihrer Leistungen einen wesentlichen Einfluß auf die Schaffung dessen ausüben, was wir als die *Konstitution* eines Menschen bezeichnen; sie bestimmen wahrscheinlich nicht nur Knochenbau, Hautbeschaffenheit usw., sondern auch die persönliche Reaktionsform im Sinne der alten Einteilung in Temperamente. Es ist auch der Gedanke nicht abzuweisen, daß ihre Verrichtungen mit der Entstehung von bestimmten Geistesstörungen in enger Verbindung stehen möchten; ich denke hier zunächst an diejenigen Formen, bei denen die *Stimmungsanomalien*, sei es in depressiver oder expansiver Richtung, die Achse des Krankheitsbildes darstellen: die Melancholie und die Manie; Anläufe zu beweisenden Tatsachen für das Vorkommen solcher Einflüsse liefern uns wenigstens die Stimmungsschwankungen bei Basedowscher Krankheit, deren enge Beziehungen zur inneren Sekretion nicht strittig sind.

Melancholie und Manie treten nun bekanntlich mit Vorliebe in periodischer Wiederholung auf, für deren jedesmalige Auslösung wir im Gehirn keine Grundlage kennen. Periodische Funktionsänderungen des inneren Drüsenapparates, die wir im Rahmen der Gesundheit z. B. als Ursache der Brunsterscheinungen kennen, könnten wohl zu Erklärungsversuchen bei periodischen Geistesstörungen herangezogen werden. Leider wird damit die Fragestellung nur auf ein *anderes Gleis* geschoben; wir wüßten dann noch immer nicht, warum bei manchen Menschen, und zwar überwiegend unter erblichen Einflüssen, solche Funktionsschwankungen eintreten; wir sind zur Zeit auch gegenüber dem Einwande wehrlos, daß diese Schwankungen eben doch primär auf zentrale nervöse Einflüsse zurückzubeziehen seien; augenscheinlich befinden wir uns für alle diese Fragen noch völlig im Vorhofe einer wirklichen Erkenntnis.

Stammesgeschichtlich dürfen wir wohl die Drüsen der inneren Sekretion für einen früheren Besitz halten als die hoch differenzierten Arten von Nervensystem; die von ihnen ausgehenden Einflüsse stehen an vitaler Bedeutung *über* den Errungenschaften der nervösen Entwicklung, etwa wie in einem ganz anderen Zusammenhang die primitive Betätigung der uralten Stammesganglien gegenüber den motorischen Spezialleistungen der Pyramidenbahn den lebenswichtigeren Faktor bedeutet.

Ein kurzer Überblick über den *Umfang* der Wirksamkeit der inneren Sekretion im Körper — zunächst unter Vernachlässigung der Sexualdrüsen — zeigt das gewaltige Ausmaß ihrer Arbeit: Knochenbildung und damit die Verschiedenheiten des Längenwachstums im positiven und negativen Sinne, Umfang und Art der Hautbehaarung und des Fettpolsters, Schweißsekretion, Blutdruck, Beeinflussung der glatten Muskulatur, Erweiterung und Verengerung der Gefäße, Frequenz der Herztätigkeit, Temperatur, Stoffwechsel an Wasser, Stickstoff, Zucker und Kalk, Entwicklung oder Entwicklungshemmung der Genitalien, endlich das weite Gebiet der Beeinflussung der Psyche.

In dieses hochentwickelte System feinster Beziehungen sind nun auch die Hormone der *Sexualdrüsen* eingeschaltet, die zum Teil in das allgemeine Gegenseitigkeitsspiel antreibend oder hemmend eingreifen, zum Teil eine auf die körperliche und seelische Sexualsphäre beschränkte Wirkung ausüben. Der Anteil, der auf jenen Einfluß entfällt, ist nun beim Weib augenscheinlich viel größer als beim Mann; es entspricht das der Verschiedenheit der Rolle, die der Sexualfaktor überhaupt bei den beiden Geschlechtern spielt. Das Weib ist 30 Jahre lang dauernd in irgendeiner Weise, in den Vorboten der Menses, in der Menstruation selbst, mit Schwangerschaft, Wochenbett oder Stillgeschäft auf dem Keimdrüsengebiete beschäftigt; es ist das der eigentliche Inhalt seines Lebens, während der Mann neben seinen erotischen Dingen, die er nur ab und zu und gewissermaßen im Nebenamte betreibt, sonst noch allerhand zu tun hat. Daß das männliche Fühlen und Wollen zeitweise, namentlich in jüngeren Jahren, von Liebesinteressen stark im Bann gehalten wird, widerspricht dem nicht; es bleibt das eine Episode, die sich wiederholen kann, die aber niemals auf den körperlichen Gesamtorganismus den färbenden, umgestaltenden, zwingenden Einfluß ausübt, wie etwa beim Weibe schon eine einfache Menstruation.

Auch die andere Tatsache, daß Frauen und Mädchen aus Neigung oder in der Not der Umstände eine *Berufstätigkeit* ausüben, ist kein brauchbares Argument zur Entkräftung des obigen Satzes; wir wissen — und gescheite Frauen wissen es auch —, daß ein wirklich gleichwertiges Nebeneinander von Berufsarbeit im Mannessinne und Keimdrüsendienst nur ganz ausnahmsweise möglich ist; in der Regel kommt dabei das eine oder das andere zu kurz.

Versuche, die Rolle der eigentlichen sexuellen Hormonwirkung näher zu bestimmen, stützen sich in erster Linie auf die Beobachtung der Veränderungen, die mit der Pubertät, d. h. dem *Beginn* der Keimdrüsentätigkeit einsetzen und mit dem Zustande in den mehr neutralen Kinderjahren verglichen werden können, andererseits auf die Feststellung der Folgen, die sich an das *Aufhören* dieser Funktion zeitlich und, wie wir vermuten, in ursächlicher Abhängigkeit, anschließen.

Es ist zur Zeit kaum möglich, über die *Einzelheiten* der Verrichtungen der männlichen und weiblichen Keimdrüsen irgend etwas auszusagen, was nicht noch Gegenstand einer hin- und hergehenden Erörterung wäre; wir sind heute noch nicht in der Lage, aus der ungeheuren Flut neuer experimenteller, klinischer und allgemein biologischer Tatsachen das endgültig Bleibende herauszuerkennen. Vieles von dem, was jetzt in dogmatischer Form verkündet wird, ist zudem nur an Tieren und zum Teil an entwicklungsgeschichtlich von uns weit entfernten Arten nachgewiesen worden, so daß die Übertragung auf den Menschen vielfach gewagt erscheint.

Für Hoden und Eierstöcke ist insbesondere jetzt noch ganz umstritten, wie die einzelnen wesentlichen Funktionen auf die *verschiedenen Arten* des jene Gebilde zusammensetzenden *Gewebes* zu beziehen sind.

Am Hoden ist jedenfalls endgültig zu unterscheiden das eigentliche spezifische *Keimdrüsengewebe* und das *Zwischengewebe*, der Träger der LEYDIGschen Zellen, das auch interstitielle Drüse oder seit STEINACH *Pubertätsdrüse* genannt wird.

Die Rolle des eigentlichen Keimgewebes als der Stätte, wo die Samenfäden produziert werden, ist nicht zweifelhaft, um so mehr die andere Frage, ob das Zwischengewebe für die Lieferung der in den Körperkreislauf gelangenden und dort wirkenden männlichen Sexualhormone zuständig ist.

Der Tatsache, daß bei Menschen die Zwischenzellen am schwächsten ausgebildet sind in denjenigen Entwicklungsphasen, in denen der Einfluß der Sexualhormone am wahrscheinlichsten ist, stehen die Experimente gegenüber, die durch STEINACH (1) ausgeführt und durch seine Veröffentlichungen ausgelöst wurden. Die wesentlichste Frage dabei liegt in folgendem: eine Unterbindung des Samenstranges oder seine Resektion veranlaßt Abbau des Keimdrüsenepithels und Wucherung des Zwischengewebes; unbestritten ist für Tiere eine dadurch für einige Zeit eintretende Hebung des Allgemeinbefindens und eine Steigerung aller irgendwie mit der Sexualität zusammenhängenden Funktionen; hieraus wurden *zwei* sich widersprechende Folgerungen abgeleitet: diese unbestreitbare Allgemeinwirkung ist eine Folge der Wucherung der Zwischenzellen und: hiervon ist keine Rede, die Wirkung beruht darauf, daß von den abgebauten Gewebsbestandteilen Stoffe in den Kreislauf gelangen, die eine Steigerung des allgemeinen Lebenstonus veranlassen.

STEINACH glaubte, eine experimentelle Neubelebung der alternden Pubertätsdrüse hervorgerufen zu haben; für das gealterte Rattenmännchen, von dem in erster Linie die Rede war, galt, daß tatsächlich das Körpergewicht anstieg, die Haltung aufrechter, das Fell wieder glänzend wurde, daß Atmung und Herztätigkeit sich hoben und das schon atrophische Genitale wieder zu wachsen anfing. Schon bei der Ratte erwies sich die Wirkung als *zeitlich begrenzt*; beim Menschen hat die weitere Nachprüfung der STEINACHschen Angaben zu einer wesentlichen Einschränkung der ursprünglich aufflammenden Begeisterung und Hoffnung geführt. Bei den drei STEINACHschen Fällen von Vasoligatur im menschlichen Senium oder im Senium praecox war die längste Beobachtungszeit $1^1/_2$ Jahre; aus den Ergebnissen Späterer kann man heute ableiten, daß eine zeitlich begrenzte, verjüngende Wirkung doch nur in weniger als der Hälfte der Fälle eintritt, und zwar um so weniger, je älter der Organismus ist.

Vielleicht wird die Hochschätzung der Bedeutung des Zwischengewebes im Hoden nicht mehr lange dauern; es wäre nicht unmöglich, daß seine zelligen Gebilde in einer Art von antagonistischem Verhältnis zu dem spezifischen

Drüsengewebe stehen, etwa in der Art wie im Centralnerven-system die Gliazellen zu den nervösen Elementen, daß somit aus den Tatsachen der Abnahme oder Zunahme des Zwischen-gewebes nur etwas über die augenblickliche Rüstigkeit der Drüsenzellen, nicht aber über eine eigentliche Funktions-bedeutung entnommen werden könnte.

Beim Mann ist das *quantitative* Verhältnis im Hoden so, daß auf das Gewebe der Samenkanäle $70\,\%$ des Gewichtes entfallen, auf die Zwischenzellen $10\,\%$, während der Rest Bindegewebe ist.

Eine große Rolle in der Beurteilung der Hodenfunktionen spielen natürlich die Erscheinungen, die nach einer irgendwie gearteten Beseitigung oder funktioneller Abtötung des Organs auftreten. Auch die *Kastrationserscheinungen* haben eine unübersehbare Literatur gezeitigt, die wiederum in weit überwiegendem Maße sich auf die Tierwelt aller Entwick-lungsstufen bezieht; das Beobachtungsmaterial bei Menschen ist hieran gemessen verschwindend klein.

An dieser Stelle interessieren uns weniger die Wirkungen derjenigen Kastrationen, die vor der Pubertätszeit vorge-nommen werden, als die *postpuberale*; reine Fälle sind hierbei nur diejenigen, bei denen die Hoden durch Unfall oder operativen Eingriff verlorengingen, während bei der Röntgen-bestrahlung nicht immer auszuschließen ist, daß das Gewebe nicht später doch noch einmal seine Funktionen wieder auf-nehmen möchte; solche Beobachtungen liegen vor.

Die frühere Meinung, die ja auch dem Vorschlage der Kastration zu Behandlungszwecken zugrunde liegt, daß mit der Beseitigung der Keimdrüsen auch das sexuelle Inter-esse schwinde, ist keineswegs allgemeingültig; häufig aller-dings tritt nach einer gewissen Zeitspanne völliger Ausfall oder starke Einschränkung der erotischen Wünsche oder der Beischlafsfähigkeit auf; oft aber bleiben sie erhalten.

Einen für das Individuum schwer zu tragenden Konflikt schließen diejenigen Fälle in sich, bei denen erotisches Wünschen auch in leidenschaftlicher Form bestehen bleibt, während das ausführende Organ nicht mehr aus dem Schlummer erwachen will. Diese häufig als Unglück empfundene Konstellation führt auch zu seelischen Depressionen, denen evtl. durch Selbstmord ein Ende gemacht wird.

Die Versuche, die Kastrationsfolgen durch *Transplantation* von Hodengewebe zu beeinflussen, sind für eine Weile nicht aussichtslos; dann aber tritt Schwund des Keimepithels und eine Vermehrung der Zwischenzellen ein, bis diese schließlich durch Bindegewebe überwuchert werden.

Für die Beurteilung der Kastrationsfolgen bei Erwachsenen, über die im ganzen wenig bekannt ist, ist eine Kenntnis der früheren Persönlichkeit erforderlich. Im allgemeinen neigt die Sexualität, die keinen endokrinen Motor mehr hinter sich hat, bei grundsätzlichem Weiterbestehen zu einer *Umformung* in andere Gefühlskategorien, evtl. auch zu homosexuellen Neigungen. Jedenfalls kann man nicht sagen — und das ist nach unseren wohlbegründeten Anschauungen über die bestimmenden Einflüsse der cerebralen Erotik verständlich — daß das Sinken der Hormonzufuhr nun sich in *ganz bestimmten,* im einzelnen festgelegten seelischen Veränderungen äußern *müsse.*

Die beim Manne schmerzliche Inkongruenz zwischen Psychosexualität und den körperlichen Möglichkeiten als Kastrationsfolge tritt bei der Frau in wesentlich milderer Form auf; alles, was mit dem Geschlechts*trieb* zusammenhängt, ist beim Mann viel mehr an die Tätigkeit der Keimdrüse gebunden als bei der Frau.

Ein *zeitlicher Abschnitt,* in dem in gesetzmäßiger Weise beim Mann die Hoden ihre Tätigkeit einstellen, existiert nicht; Samenfäden hat man bei Sektionen noch bis in die vorgeschrittensten Greisenjahre gefunden; eine quantitative Abnahme der Drüsentätigkeit ist jenseits der Lebenshöhe aus ihren Wirkungen zu erschließen.

In den *Eierstöcken* kommen für die Hormonfrage *drei* Gewebsbestandteile in Frage: der Follikelapparat, das Corpus luteum und die interstitielle Drüse.

Die für den Hoden schwebende Erörterung über die Rolle der beiden in ihm vertretenen Gewebsbestandteile wiederholt sich beim Eierstock für seine drei Arten von Gebilden. Der Glaube an die Hormonwirkung des Zwischengewebes ist hier geringer; die Meinungen, ob Follikelapparat oder gelber Körper für die Sexualität des Organismus wichtiger wären, schwanken. Es wurde schon erwähnt, daß die Tätigkeit des *Ovariums* in dem allgemeinen Gleichgewicht des Ringes der Körperdrüsen *wesentlicher* ist als die der Hoden.

Die operative Beseitigung der Eierstöcke ist von allgemeinen Veränderungen des Stoffwechsels begleitet; es scheint, daß unter diesen Umständen, denen in gewissem Sinne die Schwangerschaft an die Seite zu stellen ist, Schilddrüse und Hypophysis immer eine Vergrößerung erfahren und in verstärkte Tätigkeit treten.

Im normalen Klimakterium der Frau ist nicht mit einem v ö l l i g e n Versiegen der Hormonproduktion zu rechnen, nicht nur weil die Follikel ganz erst nach dem 60. Lebensjahre zu verschwinden pflegen (wenn sie auch nicht mehr ausreifen), sondern weil man bei klimakterisch gewordenen Frauen durch Bestrahlung der Ovarien immer noch „Kastrationserscheinungen" hervorrufen kann.

Die Wechseljahre der Frau.

Unter „*Wechseljahren*" der Frau verstehen wir die Lebensperiode, in der die Tätigkeit der weiblichen Keimdrüsen ein Ende nimmt.

Entgegen anderen Auffassungen ist zu betonen, daß der Vorgang der Wechseljahre nicht mit *Involution* schlechthin gleichzusetzen ist; *es ist an sich kein „Altern" des Organismus*; die beiden Dinge fallen häufig zusammen, sind aber nicht wesensgleich. In die Lebenskurve der Frau ist für 30 oder 35 Jahre die besondere Tätigkeit ihrer Keimdrüsen eingefügt und hört eines Tages auf; der Abbau der anderen Organe und Organsysteme ist davon seinem Wesen nach unabhängig.

Die *Menopause*, das Aufhören der Menstruation, ist am häufigsten zwischen 45 und 50 Jahren, im Durchschnitt aus großen Zahlen mit 47 Jahren. Der Vorgang kann aber auch schon vor dem 45. Jahre beginnen und bis tief in die fünfziger Jahre hinein dauern, auch in solchen Fällen, in denen kein Myom Ursache weiter dauernder Blutungen ist.

Die von Frauen und gelegentlich auch von Ärzten vertretene Meinung, als ob zwischen Anfang und Ende der Menstruation im Leben eine gesetzmäßige Beziehung bestehe in dem Sinne, daß bei frühem Eintritt der Pubertät auch die Menopause früh erscheine usw., besteht nicht zu Recht; ebensowenig ist die Annahme begründet, daß die Zahl der vorausgehenden Geburten, die Zugehörigkeit zu dieser oder jener sozialen Schicht oder erbliche Einflüsse eine bestimmende Rolle spielten.

Der *ideale* Vorgang der *Menopause*, der nicht das häufigste Vorkommen bedeutet, ist der, daß die für ein bestimmtes Datum erwartete Regel ausbleibt und daß keine weitere nachfolgt, ohne daß der Organismus von dieser Änderung Notiz nimmt. In der Mehrzahl der Fälle wird die Periode zunächst unregelmäßig und weicht von der früher üblichen Menge durch Abnahme oder Zunahme ab; diese Varianten bedeuten eigentlich schon eine Abnormität.

Eigentümlicherweise ist die Frage, wann denn nun im Laufe dieses Geschehens der *Beginn* der „Wechseljahre" anzusetzen sei, umstritten. Es gibt Frauenärzte, die dazu neigen, die von ihnen im Durchschnitt auf ein Jahr bemessene Zeit *vor* dem endgültigen Aufhören der Menses als Wechseljahre zu bezeichnen. Innere Mediziner und Neurologen fassen diesen Begriff weiter und verstehen unter Wechseljahren die *Zeit vor, während* und evtl. *noch lange nach* Aufhören der Periode. Diese Abweichung hat einen durchsichtigen Grund: solange die Frauen menstruieren, klagen sie ihre Wechseljahrnöte dem Frauenarzt; nach dem Aufhören der Menses gehen sie mit den gleichen Beschwerden zum inneren Arzt oder Neurologen; infolgedessen haben diese verschiedenen Kategorien von Ärzten einen *anderen Eindruck*. Logisch müßte man, wenn man dem Sprachsinne entsprechend die Menopause selbst als *Klimax* bezeichnet, von präklimakterischen und postklimakterischen Zuständen sprechen.

Die lokalen *anatomischen* Vorgänge, die als Grundlage des Klimakteriums anzusehen sind, bestehen zunächst in dem Aufhören der Follikelbildung; dieser Vorgang ist einer senilen Veränderung *nicht* gleichzusetzen, die ihrerseits in späteren Jahren in einem Schwund der gesamten Keimdrüse in allen ihren Gewebsteilen besteht.

In Abhängigkeit von dem Versiegen der Drüsentätigkeit treten an den *Genitalien* sonstige Veränderungen auf; die Schleimhaut der Gebärmutter atrophiert, Scheide und äußere Geschlechtsteile schrumpfen, im Uterus nimmt die Zahl der elastischen Fasern zu, in der Brustdrüse tritt eine Rückbildung der drüsigen Elemente ein. Diese sich schon vor dem endgültigen Verlust der Menses vorbereitenden Dinge bewirken, daß mit der Annäherung an das Klimakterium die Disposition zur Empfängnis merklich abnimmt.

Im *Gesamtorganismus* treten Veränderungen auf, die zu häufig und zu gleichmäßig sind, um sie nicht in Abhängigkeit von dem Einschlafen der Drüsentätigkeit zu sehen.

Eine gewissermaßen paradoxe Erscheinung stellt ein allgemeines Aufblühen im Klimakterium dar, welches wir ausnahmsweise, und zwar dann beobachten, wenn die Frauen oder Mädchen vorher durch Blutverluste und Schmerzen bei der Regel um einen ziemlich großen Teil ihrer Lebensfreude und Lebensenergie gebracht wurden.

Das Häufigere sind *körperliche* Veränderungen, die von den meisten Frauen als *unwillkommen* empfunden werden. Die eine besteht in einer Änderung des *Fetthaushaltes*, wobei es sich nicht immer um eine absolute Zunahme des Fettgewichtes handelt, sondern um eine andere Verteilung der Fettdepots; die unter dem unfreundlichen Namen „Altweiberspeck" auftretende Fettanhäufung betrifft vor allem die Hüften, die vordere Bauchwand, die Gegend unter den Brüsten und unter dem Kinn. Diese Fettzunahme tritt in erster Linie bei Frauen auf, die vorher schon wohlbeleibt waren, ist aber bei diesen eigentlich im fünften Jahrzehnt nicht häufiger als im dritten oder vierten.

Neben diesen Veränderungen kommen gelegentlich angedeutete oder ausgesprochene *myxoedematöse Hautveränderungen* vor, die ebenso wie die Änderungen im Fetthaushalt, wohl nicht direkt von den Keimdrüsen, sondern von der Schilddrüse her gesteuert werden.

Auf eine Änderung der *Nebennierenfunktion* wird die Zunahme der klimakterischen Gesichtsbehaarung bezogen, während der *Hypophysis-Einfluß* in der Neigung zu allerhand Entgleisungen der Knochenbeschaffenheit verantwortlich gemacht wird: Heberdensche Knötchen, Neigung zur Exostosenbildung, Arthritiden (Pseudogicht), eventuell auch Osteomalacie.

Die der Zahl nach häufigste Belästigung für die Frauen geht vom *Gefäßsystem* aus. Objektiv wahrnehmbar sind dabei die Veränderungen der *Herzsteuerung* (Tachykardie, Herzklopfen, Extrasystolen), allgemeine *Steigerung des arteriellen Blutdruckes*, Neigung zu *Schweißausbrüchen* und vor allem die sogenannten *Wallungen*, die wohl die am meisten populär gewordene klimakterische Belästigung darstellen. Man nimmt dabei ein plötzliches, ohne Gemütsbewegungen auftretendes flammendes Erröten des Kopfes, auch des Oberkörpers, wahr, während die davon Betroffenen von einem lebhaften Hitzegefühl, nicht selten verbunden mit Beklemmungsempfindungen befallen werden; häufig ist diese vasomotorische Welle, die nur einige Sekunden zu dauern braucht, die Einleitung zu einem allgemeinen Schweißausbruch, der manchmal solche Grade erreichen kann, daß die Frauen zum Wäschewechsel genötigt sind.

In einer gewissen, aber nicht regelmäßigen Abhängigkeit von den vasomotorischen Störungen der Wechseljahre stehen dann nervöse Erscheinungen: *Schwindel, Kopfweh, Ohren-*

sausen, Funkensehen; eine Art von Entschädigung gewährt häufig das Aufhören einer früher das Leben störenden und vergiftenden *Migräne*.

Neben lokalen Wärmeschwankungen besteht als häufige Erscheinung eine *allgemeine Änderung des Wärmehaushaltes*, die augenscheinlich nicht nur subjektiver Art ist; kalte Hände und kalte Füße verschwinden, ein früher lebhaftes Bedürfnis nach einer Wärmflasche zur Winterszeit im Bett tritt zurück; die Art der Zudeckung nachts wird geändert; der Winter wird im Gegensatz zu früher als die angenehmere Jahreszeit empfunden, und das Bedürfnis nach kalter Luft im täglichen Leben steigt; wer auf solche Dinge achtet, kann beobachten, daß Differenzen zwischen den Reisenden im Eisenbahnwagen über das Öffnen der Fenster häufig von Frauen ausgehen, denen man an ihren Wallungen das Klimakterium ansieht. Es kommt auch vor, daß die Wärmeempfindlichkeit und das Wärmebedürfnis stark wechselt, so daß man — manche Frauen empfinden das selber sehr wohl — von einer *calorischen Unzurechnungsfähigkeit* sprechen kann.

Die Vermittlung dieser Art von Störungen fällt wohl dem *sympathischen Nervensystem* zu (im Sinne unserer früheren Auseinandersetzungen); den Motor im veränderten Betrieb haben wir aber sicher in der Schilddrüse zu suchen, die ja auch bei der Basedowkrankheit Wärmeunregelmäßigkeiten hervorbringt.

Vom *Sympathicus* hängen auch ab die Änderungen in der Innervation der Darmmuskulatur (Flatulenz, Meteorismus), ebenso das neurotische Ödem, (das Unterschenkel, Vorderarme und Gesicht bevorzugt, mit QUINCKES Ödem nicht identisch ist) und die vasomotorischen Abnormitäten an den Enden der Extremitäten einschließlich der Akroparästhesie, die nicht notwendigerweise mit Gefäßbeteiligung verbunden ist.

Eine *gesteigerte Reizbarkeit* der Gehirnnerven tut sich kund in Hörgeräuschen mannigfacher Art, gelegentlich auch in merkwürdigen Täuschungen des Geruchsinns, die auch in der Schwangerschaft vorkommen; die subjektiven Geruchswahrnehmungen sind dabei fast immer unangenehmer Art.

Es wird behauptet, daß es Fälle gibt, bei denen alle diese Beschwerden eine *periodische Steigerung* im früheren Menstrualtypus aufweisen sollen; ich kenne derartige Beobachtungen nicht und kann mir nicht recht eine Vorstellung davon machen, wie nach Abschluß der Follikelbildung ein periodisches Moment erscheinen soll — falls es nicht auf unvollkommenen Reifungsversuchen beruht.

Die ganze Summe der bisher beschriebenen Beschwerden ist nun ersichtlich *stärker* bei Frauen, die schon früher *nur unzulänglich im nervösen Gleichgewicht* waren; gleichgültig ist dabei wohl, ob es sich um das im natürlichen Lauf der Dinge einsetzende Klimakterium oder um eine künstliche, sei es durch Operation oder Bestrahlung herbeigeführte, Menopause handelt; die eine Zeitlang bestehende Meinung, daß ein *vorzeitig* herbeigeführtes, künstliches Klimakterium für das Nervensystem bedenklicher sei als das natürliche, wird neuerdings wieder bestritten mit der Behauptung, daß dies nur für schon vorher nervenkranke Frauen gelte. Die Frage ist schwer zu entscheiden, da es sich bei den scheinbar beweisenden Beispielen vielfach um Persönlichkeiten handelt, die von einer verhängnisvoll falschen Theorie aus in den 20er oder 30er Jahren kastriert wurden, um ihre Hysterie usw. zu heilen. Ich möchte aus allgemeinen Gründen annehmen, daß bei sonst gleichen Verhältnissen ein *vorzeitiges* Klimakterium für den weiblichen Organismus, eben weil es ein unnatürlicher, unvorbereiteter und zeitlich scharf abgesetzter Vorgang ist, die *stärkere* Belastungsprobe darstellt.

Bei der Erörterung der *seelischen Veränderungen* der Frau in den Wechseljahren ist viel die Rede von der Rolle, die das erotische Bedürfnis (auch im gröblichen Sinne) spielen soll; ich glaube, daß die Bedeutung dieser Frage im Durchschnitt überschätzt wird.

Ein naturgemäß nicht näher zu bestimmender, aber keineswegs geringer Prozentsatz von Frauen kennt auch in den Zeiten der Blüte kein animalisches Lustgefühl bei den Geschlechtsbeziehungen, und nur wieder ein Teil von ihnen ist durch besondere Eignung oder das Talent des Partners, sei es der Gatte oder ein Geliebter, in dieser Hinsicht erziehbar. Frauen von frigidem Typus gehen in das Matronenalter, ohne eine Änderung ihres Sexualgefühls zu erleben; es gibt aber auch Fälle, bei denen früher kalte Persönlichkeiten in den Wechseljahren erotisches Bedürfnis, oft sogar in quälender Form und Stärke, in sich entdecken. Bei Frauen, welche die Lust kennen, versiegt dieser Besitz häufig im Klimakterium. Es kommt aber auch ein unverändertes Weiterdauern für überraschend lange Zeit vor.

Man muß, wenn man diese Dinge verstehen will, im Auge behalten, daß bei uns Kulturmenschen die erotische Komponente, so sehr sie von den Hormonen her ausgelöst und geheizt werden kann, doch schließlich in einer Gehirndisposition besteht, die nach und nach unabhängig von der Drüsenchemie geworden ist und deren Versiegen überdauern kann.

Viel regelmäßiger als diese animalische Seite der Vorgänge werden für die Frau der Wechseljahre *seelische Schwierigkeiten* wirksam: der Wunsch, den Zeitpunkt des Alterns in ästhetischer Hinsicht möglichst weit hinauszuschieben, die Angst, den Lebenspartner innerlich durch sinkende Anziehungskraft zu verlieren, das Zurückbleiben im Konkurrenzkampfe der Schönheit, kurz die *Unfähigkeit, zu verzichten.*

Aus dieser manchmal bis zur Verzweiflung gehenden Stimmung heraus werden dann nicht selten noch gewagte *erotische Abenteuer* unternommen, namentlich wenn die seelischen Motive mit einer klimakterisch gesteigerten Ansprechbarkeit zusammenfallen; man hat für diese Zustände den lieblos groben Namen „Torschlußkoller" gebraucht; auch die poetischere Bezeichnung „Johannistrieb" ist nicht ganz frei von einem ironischen Seitenblick. Wenn diese Nöte nicht häufig wären, hätte KARIN MICHAELIS damals mit ihrem bekannten Buche nicht ein so weit schallendes Echo erweckt.

Ohne innere Beziehung zu diesem Kapitel, das bei vielen überhaupt keine Rolle spielt, finden wir in den Wechseljahren der Frau sehr häufig allgemeine seelische Veränderungen, die in ihren stärker ausgeprägten Formen an die *Grenze der Psychose* heranführen.

Es handelt sich dabei um Eigentümlichkeiten der *Reaktionsform*, wie wir sie dann mit Vorliebe erleben, wenn Menschen sich in ihrer Haut nicht wohl fühlen: Empfindlichkeit, Unstetigkeit, Neigung zu Ungerechtigkeiten, Reizbarkeit, explosible Ausbrüche mit oder ohne nachfolgende Reue. Es ist von Interesse, daß diese seelischen Abweichungen sich häufig gefühlsmäßig auf denselben Bahnen bewegen wie die vorübergehenden menstruellen Verstimmungen, denen dieselben Frauen früher unterworfen waren.

Als *Dauerzustand* finden wir dann Neigung zu depressiven Lebensauffassungen, Ermüdbarkeit, Unfähigkeit, das bisherige Pensum in Haushalt oder Beruf zu bewältigen — Störungen, die besondere Stärke erreichen, wenn gleichzeitig der Schlaf zu wünschen übrigläßt. Frauen in den Wechseljahren machen deswegen einen nicht geringen Prozentsatz von Fällen im Invaliditätsverfahren aus, wobei der Sachverständige gut daran tut, sich des möglicherweise *vorübergehenden* Charakters der Beschwerden und der Arbeitsunfähigkeit bewußt zu bleiben.

Nicht selten besteht im durchschnittlichen Verhalten weniger eine depressive als eine zu Mißtrauen und wahnhaften Deutungen neigende Einstellung.

Die *klimakterischen Geistesstörungen* (2) im engeren Sinne sind vielfach Gegenstand literarischer Behandlung gewesen; es wäre hier nicht am Platze, auf diese nur die Psychiatrie berührenden Fragen näher einzugehen; es genügt, unter Vernachlässigung aller Einzelheiten, ein kurzer Blick auf die wesentlichen Linien.

In der Lebenskurve des Weibes bringt die Übergangszeit des Klimakteriums ein erhöhtes Maß von Wahrscheinlichkeit zu seelischen Erkrankungen; von 50—55 Jahren an sinkt die Aussicht, *erstmalig* im Leben zu erkranken, in bedeutendem Maße; es tritt dann in gewissem Sinne eine Schonzeit ein, die schließlich von der Phase der senilen Veränderungen abgelöst wird.

Der Form nach überwiegen in den Wechseljahren bei weitem die *depressiven* Erkrankungen und diese am häufigsten in der klinischen Kategorie der *Melancholie*; ein Teil dieser Fälle erkrankt in Wiederholung früherer depressiver Zeiten, andere zum ersten Male; jedenfalls entwickelt sich in der Mehrzahl aller Fälle, die jenseits des 40. Lebensjahres e r s t m a l i g erkranken, die Psychose im Anschluß an die Menopause.

Es besteht dabei nicht selten der Eindruck, als ob *äußere Anstöße* in Form von Lebensschwierigkeiten die Krankheit zum Ausbruch gebracht hätten; ich habe den Glauben an diesen Zusammenhang nie recht gewinnen können, ebensowenig wie ich die jetzt üblichen psychoanalytisch gefärbten Konstruktionen über den Hergang beim Erkranken mir zu eigen machen kann. Wenn die äußeren vom Schicksal verhängten Nöte es täten, müßten viel mehr Frauen krank werden; ich kann den Zusammenhang nur so sehen, daß, was ja selbstverständlich ist, äußere Schwierigkeiten in den trüben Gedankengängen der Kranken eine Rolle spielen und darum irrtümlich als Ursachen bewertet werden, daß somit das Wesentliche an der Entstehung der Krankheit die inneren körperlichen Umwandlungen bei einer besonders *disponierten* Persönlichkeit bedeuten.

Die klinische Bezeichnung für diesen Typus der Depressionen ist im allgemeinen „*Involutionsmelancholie*"; ich halte den vorgeschlagenen Namen „Umbildungsmelancholie" für zutreffender, weil er der biologischen Bedeutung des Klimakteriums mehr gerecht wird. Gewisse Eigentümlichkeiten heben diese Form von den Melancholien früherer Jahrzehnte ab: der Einfluß der Erblichkeit ist weniger deutlich, die Fälle neigen zu einem besonders schleppenden Verlaufe; im Krankheitsbilde tritt die Unruhe mehr hervor als

die psychomotorische Hemmung; häufiger als sonst treten
fremde Beimengungen auf, seien sie hypochondrischer Art
oder — was häufiger ist — in Form von Anläufen zu wahn-
hafter Deutung im Sinne der Beeinträchtigung und Ver-
folgung; auch Angst und Sinnestäuschungen, evtl. Verwirrt-
heit sind häufiger als früher; daß auch katatonische Symptome vorkommen, kann nur denjenigen wundern, der an
klassifikatorischen Dogmen hängt. Im Gegensatz zu der
Melancholie der jüngeren Frauen ist die Prognose weniger
gut; es bleiben mehr Fälle übrig, die nicht wieder völlig in
Ordnung kommen.

Ausgesprochene Formen von *chronischer Paranoia* im
5. und 6. Lebensjahrzehnt treten in der Mehrzahl der Fälle bei
Frauen auf; für sie ist der Gedanke an eine Verursachung
durch abnorme Verarbeitung schädlicher Lebensreize besonders entwickelt worden, indem man nicht nur auf die
Schwierigkeiten für Witwen und alleinstehende alte Mädchen
hinwies, sondern auch die innere Konstellation des zögernden
und widerwilligen Resignierens anschuldigte; auch hier glaube
ich nicht an die Häufigkeit eines solchen Zusammenhanges,
so wenig ich die Entstehung des Eifersuchtswahnes bei
Trinkern mit anderen Autoren aus der alkoholistischen
Impotenz und die Euphorie des Paralytikers aus seiner
Urteilsschwäche ableiten möchte; psychologisch befriedigende
Erklärungen sind meist verdächtig.

Das normale Altern des Mannes.

Ehe wir daran denken können, Wandlungen im Mannes-
leben auf das Nachlassen der Keimdrüsentätigkeit zu beziehen, müssen wir uns ein Bild davon zu machen suchen,
was denn in der fraglichen Zeitstrecke überhaupt an tatsächlichen Veränderungen beobachtet wird.

Über die *körperlichen Veränderungen*, die beim Menschen
„mit den Jahren" eintreten, geben sich die meisten nur so
im allgemeinen Rechenschaft. Die praktische Menschenkunde

ist bei ihrer *Altersschätzung* mit Sammeleindrücken zufrieden; auch der wissenschaftlich Interessierte bedarf einer besonderen planmäßigen Aufmerksamkeit auf Einzelheiten, wenn er sich über die Gründe klar werden will, die ihn zu dieser oder jener Schätzung des Lebensalters veranlassen (vgl. die mit zahlreichen Abbildungen versehene Schrift von L. R. MÜLLER [3]). Unser Ehrgeiz fliegt hierbei nicht hoch; wir erheben nicht den Anspruch — abgesehen von der Kinderzeit —, das Alter eines Menschen auf das Jahr genau zu taxieren, aber ein guter Beobachter, der keineswegs wissenschaftlich geschult zu sein braucht, wird sich doch kaum mit so großen Fehlern irren, daß er einen 20jährigen für 40 oder umgekehrt hielte.

Die allgemein vorausgesetzte Übereinstimmung eines in uns getragenen idealen Bildes jeder *Altersstufe* mit den tatsächlichen Verhältnissen bekundet sich in der in Krankengeschichten häufigen Formulierung bei der allgemeinen Beschreibung des Status: „N. N. sieht altersentsprechend aus"; in dieselbe Richtung deuten Krankengeschichtsnotizen über auffallend jugendliches oder vorzeitig gealtertes Aussehen.

Am besten sind auch dem Nichtarzte die körperlichen Veränderungen bekannt, die in ihrer Gesamtheit den Eindruck des Greisenhaften zusammensetzen; von diesen braucht hier nicht weiter die Rede zu sein. Uns interessieren hier diejenigen Wandlungen der Körperlichkeit, die sich im 5. und 6. Lebensjahrzehnt entwickeln, somit in die vielleicht vorauszusetzenden „Wechseljahre" hineinfallen.

Die *Körperlänge*, die in späteren Jahren nicht unbeträchtlich abnimmt (die männliche Durchschnittsgröße sinkt von 174 cm zur Zeit der Lebenshöhe auf 161 cm im 70. Jahre), zeigt schon in den 40er Jahren eine eben meßbare, in den 50er und 60er Jahren aber eine auch äußerlich bemerkbare Verringerung. In dieser Zeit sinkt schon deutlich die Muskelkraft; es erfährt auch der *Gang* schon Veränderungen, indem er steifer und hölzerner werden kann; das Kreuz wird „steif"; die Freiheit der Gelenke läßt nach mit der Wirkung einer abnehmbaren Sicherheit und Behendigkeit der Bewegungen;

der Gleichgewichtssinn nimmt ab, man fällt schwerer und bricht sich leichter die Knochen, das Bewußtsein hiervon macht vorsichtiger und ängstlicher bei besonderen Leistungen, beim Springen über Gräben usw.; es sind das Veränderungen, die im übrigen durch planmäßiges Turnen usw. in vielen Fällen hintangehalten werden. Es ist nicht ohne Grund, daß viele Jäger, Skiläufer u. dgl. sich länger als der Durchschnitt der Männer die volle Beweglichkeit ihrer Extremitäten bewahren. Unabhängig von Gicht tritt auch in diesen Jahren die Neigung zu *knöcherner Neubildung* hervor, die sich mit Vorliebe an den Metakarpalköpfchen zeigt.

In den Lehrdarstellungen wird das Maß der *Abnutzung der Zähne* als Schätzungsmerkmal der Altersstufe angeführt und dabei auf entsprechende Prozeduren bei Pferdehändlern hingewiesen; ich habe nie gefunden, daß dieses Merkmal besonders brauchbar wäre, da hierin außerordentlich große persönliche Verschiedenheiten bestehen; auch der Besitz eines mehr oder weniger vollständigen Gebisses hat mit dem Alter nichts zu tun.

Das *Körpergewicht* pflegt — wir sehen von allen Fällen krankhafter Fettbildung oder Abmagerung ab — bis in das 5. Jahrzehnt anzusteigen, dann aber abzunehmen; es tritt dabei häufig eine eigentümliche Änderung in der Unterbringung des *Fettes* am Körper auf, das sich am Nacken und am Bauch ansammelt; in *Heinrich IV.*, zweiter Teil, sagt der Oberrichter zu *Falstaff*: „Habt Ihr nicht ... ein abnehmendes Bein, einen zunehmenden Bauch?"

Ein sehr wesentliches Altersmerkmal besteht in der Beschaffenheit der *Haut*, die am jugendlichen Körper im ganzen glatt zu sein pflegt und erst nach und nach von Falten durchzogen wird, die in mannigfachen poetischen Betrachtungen als „vom Leben eingegraben" angesehen werden. Richtig hieran ist, daß besonders *bevorzugte* mimische Bewegungen in der allmählich an Elastizität einbüßenden Haut Gewohnheitsspuren hinterlassen, so daß man nicht selten die habituelle Gemütsart eines Menschen an einer gewissermaßen erstarrten (gedrückten, heiteren, zornigen, gutmütigen, bösartigen, hämischen) Mimik abzulesen in Versuchung ist; die ausgefahrenen Gleise, die von verflossenen Gemütsbewegungen mit Vorliebe gezogen wurden, bleiben dauernd erhalten, ohne einen Schluß auf den augenblicklichen inneren Zustand zu erlauben.

Diese Kategorie bedeutungsvoller *Falten* etabliert sich um die Augen, um den Mund und auf der Stirn; daneben aber treten unabhängig von mimischen Einwirkungen auch Faltenbildungen am Halse auf; die Längsfalten, die von der Kinngegend zum Schlüsselbein herabziehen, findet man erst jenseits des 50. Lebensjahres. In dieser Zeitspanne treten auch, fast ausschließlich bei Männern, die eigentümlichen, Quadrate oder Rauten bildenden Faltungen der Nackengegend auf, die fast immer ein Zeichen für jahrzehntelang andauernde Einwirkung der Sonne bei Steinklopfern, Bauern, Jagdhütern und dgl. bedeuten.

Auch sonst erfährt die Haut jenseits der 40er Jahre eigentümliche Veränderungen; Lippen und Ohrläppchen werden *wulstiger*, um später mehr zusammenzufallen, die *Venen* auf den Händen werden deutlicher, die Haut der Nase zeigt zunehmende Porenbildung und deutlichere Venennetze; die „Kupferung" der Wangen beruht auf Vermehrung der Kapillargefäße.

Auch der zunehmende *Pigmentreichtum* der Haut, namentlich in Gestalt örtlicher Anhäufungen an den dem Lichte ausgesetzten Partien, gehört dieser Altersstufe an.

Neben der nicht an den Jahresring gebundenen Glatzenbildung bei Männern zeigen die *Haare* im 6. Jahrzehnt gesetzmäßige Veränderungen; sie werden nicht nur normalerweise nach und nach weiß, sondern verlieren auch an Glanz und Dicke; ein Teil davon fällt aus, so daß ohne erkennbare örtliche Lücken die Gesamtdichte zurückgeht; dieser Vorgang betrifft alle irgendwo am Körper angebrachten Behaarungen. Dafür wachsen jenseits des 50. Jahres borstige Haare in der Ohrmuschel und in der Nase.

In den Beschreibungen der Romane, manchmal auch der Krankengeschichten, spielt die mit den Jahren kommende Veränderung des *Ausdrucks der Augen* eine Rolle, die das „jugendliche Feuer" verlieren und den „milden Blick des Alters" annehmen sollen; da der Augapfel selber keine Veränderungen erleidet, kann es nur die abnehmende Feuchtigkeit der Hornhaut, die geringere Pupillenweite und der Zustand der Lider sein, was zur Erklärung dienen kann; auffallend ist oft bei Alternden am Auge ein „müder Zug", der auf dem Zustande der Lider in bezug auf Elastizität, Farbe und Fältelung beruht.

Eine jedem Laien geläufige Veränderung an den Augen ist das Herausrücken des Nahepunktes beim Sehen, d. h. die *sinkende Elastizität der Linse.* Es ist nicht richtig, daß dieser objektive Vorgang erst im 5. Jahrzehnt einsetze; die Linsenbeschaffenheit verändert sich vielmehr schon von der Kindheit an; in ihren optischen Wirkungen aber wird sie erst (unter der Voraussetzung der Emmetropie) etwa Mitte der 40er Jahre störend.

Die *Pupillen* erfahren vom Kindesalter an eine langsam fortschreitende durchschnittliche Verengerung.

Am *Hörvermögen* ist — unter Vernachlässigung aller krankhaften Vorgänge — das im 5. und 6. Jahrzehnt sinkende Auffassungsvermögen für höchste und hohe Töne bemerkenswert; es ist ein unter Umständen schmerzlich empfundenes Zeichen des Alterns, wenn man eine hohe Telephonklingel nicht mehr sicher hört, oder wenn bei einer Wanderung die Jugend sich über das Grillengezirpe unterhält, von dem der Ältere nicht das geringste wahrnimmt.

Auf statistischem Wege hat GIESE (19) der Frage nach den körperlichen Zeichen des Alterns näher zu kommen gesucht; er ließ in 50 Zeitungen die Rundfrage an die Leser ergehen: „*Woran haben Sie zuerst gemerkt, daß Sie alt geworden sind?*" Er bekam 350 Antworten, der Mehrzahl nach von Personen zwischen 50 und 69 Jahren. Unter den körperlichen Symptomen, die angegeben wurden, marschieren an der Spitze die Unzulänglichkeiten des Bewegungsapparates, die doppelt so oft vorkommen, wie die seelischen Veränderungen.

Die psychischen Wandlungen des Mannes im 5. und 6. Lebensjahrzehnt sind weniger leicht in beschreibender Form festzulegen; sie sind großen persönlichen Verschiedenheiten unterworfen und bilden keinen sich aufdringlich abzeichnenden Abschnitt wie die Pubertät oder der Übergang ins Greisenalter. Auch die praktische Menschenkunde, der Niederschlag einer Jahrtausende alten Beobachtung, schiebt zwischen die Zeit der Höhe des männlichen Lebensweges und die Phase des beginnenden deutlichen Verfalles im allgemeinen keine besondere Zwischenstufe ein, begnügt sich vielmehr gewöhnlich damit, von den äußerlich bemerkbaren Veränderungen der Persönlichkeit Notiz zu nehmen.

Für die wissenschaftliche Behandlung des Gegenstandes besteht eine innere Schwierigkeit, deren sich die meisten nicht bewußt werden: der seelische Gesamtzustand in dieser Zeitstrecke ist mehr als zu anderen Epochen das Ergebnis des Zusammenwirkens von *zwei*, zwar Hand in Hand gehenden, aber *sachlich ganz verschiedenen Reihen*. Die eine ist gegeben in den sich langsam einschleichenden materiellen *Abbauvorgängen* im Seelenorgane, die andere in der *inhaltlichen Beeinflussung des Denkens und Fühlens* durch alle vorausgehenden Einwirkungen des Lebens, dessen größter und entscheidender Teil nunmehr hinter dem Alternden liegt. Der Mann hat jetzt im allgemeinen das Höchstmaß dessen erreicht, was ihm an Inhalt beschieden ist; er ist noch in uneingeschränkter Ausübung seiner Tätigkeit, reich an Erfahrung und Kenntnissen, besitzt Autorität, will herrschen und befehlen; nicht ohne psychologischen Grund entspricht in der astrologischen Zuordnung der Planeten zu den einzelnen Lebensabschnitten dem 50. Jahre der *Jupiter*; noch befindet der Mann sich „in den besten Jahren"; die „Altersgrenze", der Meilenstein der amtlich vorausgesetzten Unzulänglichkeit, ist noch fern, und doch bemerkt er selber in seinem geistigen Mechanismus an gelegentlichen kleinen Versagern, Hemmnissen und Schwierigkeiten die ersten Zeichen davon, daß etwas Neues und Störendes im Gange ist. *Solange er dies bemerkt und kritisch verwertet, ist er nicht „senil"*; der Verlust der Schätzung in bezug auf das eigene geistige Niveau — im Vergleich mit dem anderer und besonders mit der eigenen früheren Persönlichkeit — ist ein wesentliches Symptom der vergreisenden Urteilskraft.

Von den auf Veränderungen des Gehirns zu beziehenden Wandlungen kommt auch dem durchschnittlichen Selbstbeobachter am leichtesten die *Abnahme des Gedächtnisses* zum Bewußtsein, nicht in einem Verlust der Herrschaft über den älteren Besitzstand, sondern im Sinken der *Merkfähigkeit*; diese hat eine ziemlich regelmäßige, teleologisch gesehen zweckmäßige Lebenskurve; sie ist gut, solange wir sie brauchen, um die inneren Besitztümer an Tatsachen und Beziehungen aufzustapeln, die zum praktischen Lebensbetrieb oder für wissenschaftliche Arbeit notwendig sind; sie sinkt, je mehr die Magazine gefüllt sind und es sich in erster Linie um Verwertung und Umsetzung ihres Inhaltes handelt. Es ist nicht so, wie Laien meinen, daß eine Abstumpfung des Interesses an den so oft wiederholten Geschehnissen dieser Welt ihre Erinnerungsbilder ungenügend fixieren läßt, obgleich auch das mitwirken mag; es ist ein *organisch* bedingter Vorgang, der sich zuerst in der Schwierigkeit kundtut, rein *mechanische* Verknüpfungen von Vorstellungen in einer für längere Zeit haltbaren Form zu vollziehen. Bekannt ist hier als erstes und für viele, besonders Ärzte, peinliches Zeichen die Unfähigkeit, *Namen* zu behalten. Eigennamen haben, wenn nicht besondere Zufälligkeiten auf dem Gebiete des Komischen oder der sekundären Sinnesempfindung mitwirken, gar keine innere Beziehung zu den durch sie bezeichneten Personen; es ist, da alle logischen Hilfen fehlen, fast immer eine mechanische Verbindung nötig, wenn sie sicher behalten werden sollen, und gerade eben hierfür schwinden augenscheinlich in der Struktur des Hirngewebes die Voraussetzungen. Eine Unterstützung, die manchmal wirksam wird, besteht darin, daß Eigennamen in eine besondere psychologische Konstellation eintreten, so, wenn man zwar den Namen selbst nicht weiß, wohl aber die *Kategorie*, in die er hineingehört (Blumental, Rosenfeld, Veilchenstein), oder daß von dem gesuchten Worte *Rhythmus*, *Silbenzahl* oder *Vokalfolge* im Bewußtsein vertreten sind, während es selber, wenn wir es rufen, nicht kommen will.

Nächst den Eigennamen ist es das Behalten von *Zahlen*, was versagt, und hier wiederum erweisen sich am meisten widerstrebend die zufälligen, in sich sinnlosen Zahlenbeziehungen, die ebensogut anders sein könnten (Kalenderdaten, Adressen, Telephonnummern usw.).

Ein weiterer Schritt ist schon das Vergessen eigener Vorsätze, zeitlicher oder sachlicher Zusagen, das rasche Schwinden sicherer Erinnerung an den Ort gelesener Tatsachen wissenschaftlicher Art, an den Inhalt von Romanen usw.; ich kenne Alternde, die hierin eine Art von Vorzug erblicken, weil sie imstande sind, reizvolle Bücher bald wieder wie neue zu lesen.

Manchem dieser Mängel kann durch mnemotechnische Tricks oder, was jedenfalls sicherer ist, durch planmäßige Benutzung eines Notizblockes für praktische Zwecke genügend abgeholfen werden; der heroische Versuch, von dem ich in der Biographie eines alternden Gelehrten las, seine sinkende Merkfähigkeit durch systematisches Auswendiglernen von Homerversen zu *trainieren*, ging von falschen Voraussetzungen aus; es fehlt ja nicht am Willen, nicht an der Übung, sondern die organische Grundlage büßt, dem Jahresring entsprechend, ihre Empfänglichkeit ein, und dagegen ist nichts zu machen.

Auf eben diesem Boden erwachsen dann auch andere gesetzmäßige Veränderungen dieser Altersstufe: die *sinkende allgemeine Elastizität* der Fähigkeit zum Anpassen an neue Verhältnisse und neue Menschen, das *Abflauen der Initiative*, die zunehmende *Abneigung gegen Unruhe* und „Betrieb", *der Verlust an Leichtigkeit im Fluge der Phantasie.* Das sechste Jahrzehnt ist deswegen in der Regel bei Dichtern und Musikern nicht mehr eine Zeit hochwertiger Produktion, insbesondere ist das lyrische Hervorbringen dann in der Regel versiegt; Fälle wie der von HAYDN, der die Jahreszeiten mit 67 und die Schöpfung mit 69 Jahren komponierte, von KONRAD FERDINAND MEYER, der im 6., und FONTANE, der im 7. Jahrzehnt den Höhepunkt künstlerischen Schaffens erreichte, werden eben wegen ihres Ausnahmecharakters angeführt.

Auf einem anderen seelischen Gebiete, dem der durchschnittlichen Stimmung, ist der Zusammenhang der zwei obenerwähnten Reihen des Geschehens deutlich erkennbar; unter der Voraussetzung gleicher äußerer Erlebnisse ist die Stimmung der Altersstufe, von der wir sprechen, fast niemals mehr auf der Höhe früherer Jahrzehnte. Gewiß hat das auch starke Gründe, die im *Inhalte* des Erlebens zu suchen sind: man ist alt genug, um sich nur noch wenig Illusionen über das erreichbare Höchstmaß menschlichen Glückes zu machen; die Summe der Enttäuschungen über Dinge und Menschen, das Wissen um die Ärmlichkeit auch der besten persönlichen Ernte nimmt zu, die Zahl der schmerzlich erlebten Fälle von Undankbarkeit, Unzuverlässigkeit und allgemeiner menschlicher Miserabligkeit steigt und steigt. Schon beginnt aus den Reihen der Gleichalterigen, Gleichstrebenden und deswegen Verstehenden der eine und der andere abzutreten; der ästhetische Reiz der Natur, des Wechsels der Jahreszeiten stumpft sich in ewiger Wiederholung mehr und mehr ab; die Kunst schlägt Bahnen ein, auf denen man keine Freude mehr findet; man beginnt überhaupt, die meisten Freuden des Daseins, die früher einmal eine große Rolle spielten, nur noch nach dem Erinnerungswerte zu schätzen; im besten Falle ist immer eine Portion Wehmut dabei. Die Höhe des Berges, über den man beim Anstieg nicht hinwegsah, ist erreicht, und jenseits gewinnt man die

Aussicht auf Krankheit, Alter und Grab. (Es ist erstaunlich, wieviel Männer von geistig gutem Maße von diesem allerdings kaum je eingestandenen Gedanken bedrückt werden, wie sie Kirchhöfen aus dem Wege gehen, die Errichtung eines Testamentes unterlassen, nur, um nicht an den Tod erinnert zu werden.)

Die veränderte Dauerlage der Stimmung bestimmt auch wesentlich das nunmehr herrschende Verhältnis zu verschiedenen Lebenswerten; man lacht nicht mehr so leicht im Lustspiel oder beim Lesen „humoristischer“ Schriften; die Witzblätter werden schal; in der Lektüre wendet sich das Interesse den Büchern zu, die Tatsachen bringen: Lebensbeschreibungen, Briefwechsel, geschichtliche Dokumentsammlungen. In der Betrachtung des allgemeinen Weltlaufes verschiebt sich der Ausgangspunkt; man steht *neben* dem Kreis des Geschehens, nicht mehr, wie früher einmal, im Mittelpunkte; man wird gern aus dem Mitspieler ein Zuschauer. Wer sich selber in dieser Lebensphase nicht mit bewußter Kritik gegenübersteht, ist zahlreichen *Erinnerungstäuschungen* unterworfen; „das Wetter war früher anders“; es gab einen Mai, der wirklich ein Wonnemonat war, die Winter waren wirklich Winter usw.; auch man selbst war ein anderer Kerl, als heute die jungen Leute, die man nicht mehr versteht. Der Weise sagt sich, daß dieses Nichtverstehen nie anders gewesen ist. Eine besondere Verschärfung erfahren Betrachtungen dieser Art bei denjenigen, deren persönlicher Lebensabstieg mit den Vorgängen von 1918 zusammenfiel.

Einen bei kritischer Würdigung der Fehlerquellen wohl zu verwertenden Maßstab für das Sinken der durchschnittlichen Stimmung und damit für das Verhältnis zum Leben bei beiden Geschlechtern, geben die Zahlen über die Häufigkeit des *Selbstmordes* (17), die von 195 im 3. Jahrzehnt auf 370 im 5. und 457 im 6. steigen (bezogen auf eine Million Angehöriger der Altersstufe).

Wenn man auch alle jene Momente psychologisch sehr wohl verstehen kann, und wenn sie auch immer herangezogen werden, um die trübere Stimmung dieser Epoche zu erklären, so wirken daneben sicherlich mindestens ebensosehr die *materiellen Veränderungen des Seelenorganes* mit, das sich sozusagen seines an Qualität langsam einbüßenden Zustandes in Form depressiver Anwandlungen und gedrückter Zustände *selber bewußt* wird. Die Psychiatrie weiß, daß in dieser Lebensphase eine ganz besondere Häufung aller derjenigen Seelenstörungen eintritt, die, bei Verschiedenheit der Ausgestaltung im einzelnen, doch durch die depressive Grundstimmung als zusammengehörig und im tiefsten einheitlich erkannt werden.

Der *Charakter* des Menschen, gesehen als Dauerform seiner Reaktionsart gegenüber inneren und äußeren Erlebnissen, liegt um das 50. Jahr herum längst fest. Intelligente Männer kennen ihn und haben, vom Lebenslaufe immer wieder auf seine Unzulänglichkeiten gestoßen, mit gutem Willen und bescheidenem Erfolg an ihm zu modeln versucht; diese Bemühungen werden jetzt meist aufgegeben; man fängt an, sich damit abzufinden, daß man ist, wie man ist, und verlangt, nicht immer mit Erfolg, ein Gleiches von der Umgebung; von außen gesehen wird die Gabelung der verschiedenen Wege der fortschreitenden Charakterveränderungen, die schließlich zur greisenhaften Starre führen, jetzt schon deutlich: je nach der Uranlage werden die einen auf dem Wege, der zur Weisheit führen kann, gelassener und milder, die anderen unliebenswürdiger, härter und unduldsamer.

In sich ganz unberührt von allen diesen Wandlungen bleiben normalerweise die *verstandesmäßigen Vorgänge*. Auffassungsfähigkeit und Verarbeitung neuer Eindrücke sind ungestört, ebenso wie die Schärfe des Verstandes, die Kritik und die kombinierende Denktätigkeit. Die dem einzelnen beschiedene Breite persönlicher oder wissenschaftlicher Erfahrung ist der Hauptsache nach vollständig; das Material liegt bereit und steht zur freien Verfügung des denkenden Besitzers. So kommt es, daß die maximale Leistungsfähigkeit des Philosophen, des Historikers, des Naturforschers, des

Staatsmannes in eine wesentlich spätere Altersstufe fallen kann, als bei den auf Schwung und Frische der Phantasie angewiesenen Künstlern; Kant schuf seine Hauptwerke in der Zeit vom 57. bis zum 62. Lebensjahre. Im Gegensatz zu der gefühlsmäßigen Färbung anderer geistiger Gebiete ist die intellektuelle Tätigkeit auch noch von *Lust* begleitet, die nicht erst des Erfolges bedarf, um zu erscheinen; sie ist unmittelbar und ungerufen Begleiterin eines ungestört rüstigen Geschehens; hier werden dem Alternden noch Blüten, die auf seinen anderen Beeten nicht mehr gedeihen wollen.

Wenn der Alternde nach außen hin kein Sinken seiner geistigen Leistungsfähigkeit erkennen läßt, so ist das noch kein Beweis für unveränderte vollwertige Qualitäten; die Arbeit erfordert dann nur einen subjektiv größeren Willensaufwand, der imstande ist, früher, in der Zeit der Blüte, ungenutzte *Reserven* zu mobilisieren; die Maschine der meisten arbeitet ja für gewöhnlich — bildlich gesprochen — nicht unter dem höchstmöglichen Dampfdruck; wir alle hätten, ehrlich gesprochen, *mehr* leisten können in unserem Leben.

Je nach der verschieden deutlichen Ausprägung aller dieser seelischen Wandlungen und dem persönlich wiederum sehr verschiedenen Grade der bewußten Klarheit, mit der sie aufgefaßt werden, gestaltet sich das, was wir als „das *Verhältnis zum eigenen Alter*" bezeichnen können; mancher ist ohne weiteres Nachdenken instinktiv hierin auf dem richtigen Standpunkte, andere haben überhaupt kein subjektives Verhältnis zu ihrem Jahresring, weil sie, dank dem scheinbar gleichbleibenden Ichgefühl, der allgemeinen menschlichen Täuschung unterliegen, immer dieselben zu sein; sie bemerken nicht die von Tag zu Tag mitkriechenden kleinsten Wandlungen; wieder andere passen sich in nüchterner Selbsterkenntnis in Auffassungen, Zielen und Handlungen dem Unausweichlichen an. In der erwähnten Rundfrage von Giese nennt er als Vertreter eines der Typen diejenigen, die nicht nur das Altern als Tatsache, sondern auch schon den

Gedanken an die Möglichkeit mit Bestimmtheit ablehnen; glückliche Optimisten! Einen merkwürdig sicheren Maßstab für unsere Stellung auf der Lebensleiter gibt ein jederzeit zur Verfügung stehendes Merkmal ab: wer *uns alt* erscheint; ein 80jähriger Kollege sagte mir beim Tode eines 70jährigen: „Ich habe mir immer gedacht, daß der nicht alt wird." Gelegentlich wird der Alternde durch das Benehmen der anderen plötzlich an seinen Jahresring erinnert, so wenn z. B. im Tram zum ersten Male eine junge Dame aufsteht, um ihm Platz zu machen, oder wenn er merkt, daß ein Gesprächspartner einen Einwand, einen Widerspruch ersichtlich aus Respekt vor den Jahren unterläßt; ich entsinne mich sehr genau, wie stark mich, als ich mich den Fünfzig näherte, eine Romanredensart beim Lesen berührte: „Ein älterer Herr von 48 Jahren." Wenig entscheidend für die Beurteilung ist dabei das, was die Träger dieser Altersstufe selbst darüber sagen; im allgemeinen spricht ein Geistesgesunder nicht ohne Not von seinen eigenen geistigen und körperlichen Minderwertigkeiten; den Männern, die schon um die 50er herum mit ihrem Alter kokettieren, ist es damit meist nicht allzu ernst; wenn das Alter wirklich kommt, pflegt davon weniger die Rede zu sein. Den besten inneren Frieden haben diejenigen, die sich in die schicksalsmäßigen Wandlungen mit philosophischer Gelassenheit fügen und die weisen Zeilen von VOLTAIRE beherzigen:

> qui n'a pas l'esprit de son âge,
> de son âge a tout le malheur.

Auch die *Umstehenden* haben ein feines Gefühl dafür, ob jemand sich den gegebenen Bedingungen seiner Altersstufe fügt, und lächeln gleichmäßig über den stutzerhaften Alten wie über den Jüngling, der überlegene Weisheit vortäuschen oder den ausgebrannten Krater darstellen möchte; Lebensalter und entsprechende Reife müssen Hand in Hand gehen, wenn ein ästhetisch befriedigender Eindruck entstehen soll. Nicht jeder kann übrigens in gleicher Vollkommenheit das seinem Alter angemessene Bild darbieten; ausgesprochene Charaktere zeigen lebenslänglich eine Mischung der Eigenschaften, die nur *einer* bestimmten Entwicklungsstufe entspricht und die nur dieser eigentlich gut steht; ALCIBIADES bleibt uns ein ewiger Knabe, wie CÄSAR ewig ein Mann und SCHOPENHAUER lebenslänglich ein nörgelnder Alter, der niemals jung war.

Besondere Beachtung verdienen hier, von der Fragestellung des Themas her gesehen, die Wandlungen des Mannes auf dem *erotischen Gebiete*, wobei wir nur von den durchschnittlichen Verhältnissen, mit Ausschluß aller krankhaften Veränderungen, sprechen wollen. Merkwürdigerweise ist darüber nur wenig Sicheres bekannt. Wir besitzen eine Riesenliteratur über alle Arten sexueller Abweichungen, soweit sie ein forensisches Interesse haben; in der schönen Literatur wird die Frage oft genug behandelt, ohne daß wir darin wissenschaftlich brauchbares Material erblicken könnten; aber gute Mitteilungen über Beobachtungen an Gesunden und Selbstbekenntnisse von Normalen sind nicht allzu häufig. Mir ist immer eines als bemerkenswert aufgefallen: so sehr Jünglinge, manchmal auch schon Knaben, geneigt sind, untereinander ihre Meinungen oder Erfahrungen in bezug auf die Sexualia auszutauschen, so verschlossen sind hierin im allgemeinen gereifte Männer. Der Grund ist nicht nur darin zu suchen, daß bei Verheirateten mit Offenherzigkeiten auf diesem Gebiete Dinge preisgegeben werden, die nicht ausschließlich des Mannes Geheimnisse sind; es spielt noch etwas anderes mit, und das ist wohl die Scheu, vor anderen, und sei es auch der beste Freund, als ein im Werte der sexuellen Männlichkeit Sinkender zu erscheinen; der normale Mann erlebt früher oder später ein solches Sinken und weiß zunächst nicht, ob das nicht vielleicht ein ihn vorzugsweise treffendes Mißgeschick bedeutet, von dem er ungern spricht. Die Biertischneigung zum Erzählen unpassender Geschichten hat hiermit gar nichts zu tun oder doch nur insofern, als sie manchmal

einen Gedankenersatz für praktisch versagte Dinge bedeutet.

Ich habe es mir angelegen sein lassen, bei Freunden, die
im 6. Lebensjahrzehnt stehen, zu deren Offenheit ich Vertrauen habe, und die meiner Verschwiegenheit in bezug auf
die Herkunft der Mitteilungen trauen, Auskünfte über den
Gang ihrer erotischen *Lebenskurve* einzuholen und gebe nachstehend einige Antworten, die verschiedene Typen bei
Männern gleicher Altersstufe in charakteristischer Weise
beleuchten.

I.

„Ich glaube nicht, daß ich Interessantes zu berichten habe, aber
was ich sage, wird wahr sein. Ich habe mich sexuell spät entwickelt;
die Anschauungen meines Vaterhauses bildeten lange Zeit in Stu-
dentenjahren und darüber hinaus eine starke Hemmung, so daß ich
vor meiner Verheiratung (mit 32 Jahren) nur wenig Geschlechtsverkehr geübt habe; Sorge vor Ansteckung, der ich glücklich ent-
gangen bin, hat wohl auch mitgewirkt. Meine 7 Jahre jüngere Frau,
die ich in ernster Liebe nahm, war nicht gerade kalt, aber auch nicht
anspruchsvoll, so daß ich niemals in die Versuchung gekommen bin,
mir irgendwie Gewalt anzutun; sie war zufrieden mit dem, was ich
zu bieten hatte; über 1—2malige Beziehungen in der Woche sind
wir nach meiner Erinnerung auch in jüngeren Jahren nicht hinaus-
gekommen; auch das nahm gegen Ende der Vierzig langsam ab, ohne
daß etwa eine seelische Erkaltung zwischen uns der Grund gewesen
wäre. Wir fingen an, diesen Teil unseres Ehelebens mit Humor zu
betrachten und waren sicherlich nicht weniger glücklich als früher.
Jetzt in meinem 55. Jahre können Wochen vergehen, ohne daß es
zu etwas kommt, und ich würde, ohne davon stark berührt zu werden,
auch darauf verzichten können. Pollutionen, um auch das zu er-
wähnen, die in meinen Jünglingsjahren eine häufige Erscheinung
waren, haben längst aufgehört, treten auch nicht auf, wenn ich für
längere Zeit allein auf der Reise bin. Ich habe den Eindruck, daß
die Sache bei mir langsam einschläft, und bin ganz zufrieden, wenn
es damit ein Ende hat."

II.

Der Kulminationspunkt meiner Kurve lag wohl in den Jahren
20—40. — Da ich von 30 bis 32 in den Tropen war, wird es Sie interessieren zu erfahren, daß gerade dort der Trieb sich in geradezu un-

heimlicher Weise entwickelte. Die Stärke desselben ließ mich auch über die Schattenseiten der wenig schmackhaft anmutenden Buschfrau hinwegsehen. Als aus dieser Buschfrau eine mohammedanische Jungfrau wurde, war mindestens eine einmal tägliche Beglückung an der Tagesordnung. — Trotzdem war die Sehnsucht nach dem liebevollen *weißen* Weibe *mit* ein Faktor, warum ich nicht wieder in die Kolonie zurückging.

Im Weltkriege war — wohl infolge der starken Nervenanspannung — eine vermehrte Sinnlichkeit festzustellen. Ein erstmaliges Abflauen stellte sich mit 50 ein; obgleich bis dahin zumeist ein sogenannter braver Gatte, zwickte, zwackte das fremde Weib. Infolge meiner eigenen Figur wurde das stattliche, stark sinnliche Weib bevorzugt. Von den kleinen jungen Dingern wurde ich bis dahin nicht angezogen.

Von 55 ab (ich bin heute 56) war ein stärkeres Abflauen bemerkbar. Es gibt ja Leute, die sagen, daß die Leistungsfähigkeit lediglich Gewohnheit sei. — Wenn aber der Reiz fehlt, fehlt auch die Grundlage zur Gewohnheit. Ganz ehrlich gesprochen, würde ich — glaube ich — auch heute noch täglich ein Weib beglücken können, es müßte aber — wenn nicht ganz besondere Reize vorhanden sind — immer *eine andere* sein!

Insofern wäre also die Ansprechbarkeit noch stark vorhanden. Da ich jedoch sehr glücklich verheiratet bin, werde ich stark von Hemmungen beeinflußt und lege mir daher *sehr* starke Fesseln auf.

Anwandlungen zu abweichenden Formen sind nicht vorhanden. Knabenliebe ist mir fremd. Auch wenn die Sinne sich diesen Vorgang mal ausmalen wollten, stellte sich meine Natur dagegen!"

III.

„Das erotische Interesse hat in meinem Leben früh eine Rolle gespielt, im Knabenalter in Phantasieform, später nach Verführung durch ein Dienstmädchen auch mit der Tat. Immer haben mich die Tatsachen des Geschlechtslebens auch in literarischer Form und bildlichen Darstellungen stark angezogen. Eigentlichen Exzessen in venere stand entgegen, daß ich, meiner Konstitution entsprechend, der Menge nach nicht sehr leistungsfähig war; wenigstens schien es mir so im Vergleiche mit dem, was Altersgenossen zu berichten wußten, die allerdings auch renommiert haben mögen. Meiner Frau, mit der ich nun 26 Jahre verheiratet bin, habe ich wohl nicht immer genügt; aber sie war voll Takt und gescheit genug, diesen Punkt nicht zu betonen; daß sie daraufhin außerhalb der Ehe Ersatz gesucht hätte, glaube ich nicht. Als ich das fünfzigste Jahr hinter mir hatte, begann für mich eine Wandlung bemerkbar zu werden; um es kurz zu sagen, das weibliche Geschlecht verlor für mich an Reiz und Anziehungskraft, während ich mich — zuerst mit Schreck, dann mit einem gewissen objektiven Interesse — darauf ertappte, daß meine Phantasie, was früher nie geschah, sich mit Knaben beschäftigte. Ich fing an, Jungens mit Wohlgefallen zu betrachten, stellte mir ihren weißen, nackten Körper vor und dachte es mir angenehm, mit ihnen nähere Berührung zu suchen. Tatsächliche Entgleisungen sind mir nicht passiert; das wird auch nicht geschehen; aber ein mir bis dahin fremdes Moment, das nicht ohne Reiz ist, trat in mein Leben ein. Gleichjunge Mädchen würden mich nicht locken."

Ich habe nach sonstigen Feststellungen Grund zu der Annahme, daß der Hergang, wie er im *ersten* Berichte dargestellt ist, im großen und ganzen der häufigste ist; mit Annäherung an die Fünfzig ein Abflauen von sexuellem Bedürfnis und Leistungsfähigkeit, rascheres Sinken im 6. Jahrzehnt und schließlich praktisches Erlöschen, von dem damit nicht gesagt sein soll, daß es endgültig sei und unter allen Umständen ein letztes Aufflammen ausschließe. Die Energie von Wunsch und Tat, wie sie im *zweiten* Berichte hervortritt, ist nicht die Regel. Eine Ausnahme, aber keine Seltenheit ist die in der dritten Beichte beschriebene Umwandlung des Fühlens im homosexuellen Sinne (wie sie in Thomas Manns „Tod in Venedig" eine wirksame Darstellung gefunden hat).

Der Übergang aus der Zeit erotischer Aktivität in die der mehr oder weniger gleichgültigen Beschaulichkeit (im Bühnenjargon aus dem Rollenfach des *Liebhabers* in das der *Väter*) wird nicht immer mit äußerlichem Anstand und häufig nur unter starken inneren Konflikten vollzogen. Goethe, der Herzenskundige, hat das Problem in seiner in *Wilhelm Meister* eingeschobenen Novelle: „*Der Mann von 50 Jahren*" zum Gegenstand der Darstellung gemacht, ohne dabei an die mögliche Tragik der Situation zu rühren; subjektiv eindringlicher ist diese in Spielhagens heute noch lesbarer und sehr lesenswerter Novelle *Quisisana* angepackt. Goethe taucht die Gestaltung in eine leicht ironische Färbung und verlockt den Leser, über die kosmetischen und hygienischen Bemühungen zu lächeln, mit denen der 50 jährige Major seiner äußeren Erscheinung aufzuhelfen versucht, die er angesichts einer Liebe zu einem jungen Mädchen auf einmal vor dem Spiegel nicht mehr so findet, wie er sie wünschte; sehr fein ist der Moment erfaßt, in dem *ein* plötzlich einsetzendes Verfallszeichen die bisherige innere Sicherheit durchbricht: bei dem Verluste eines Zahnes „ist ihm, als wenn der Schlußstein seines organischen Wesens entfremdet wäre und das übrige Gewölbe nun auch nach und nach zusammenzustürzen drohte"; schließlich findet er den ruhigen, resignierten Standpunkt wieder: „Der Liebeswahn des Alters verschwindet in Gegenwart leidenschaftlicher Jugend." Die Wahl des Titels der Novelle ist nicht ohne Bedeutung; sie hat zur *Voraussetzung*, daß das fünfzigste Jahr tatsächlich einen besonderen Wendepunkt im Leben des Mannes darstellt und in diesem Sinne sofort bewertet wird.

Goethe selbst ist durch seine theoretische Einsicht nicht verhindert worden, anderthalb Jahrzehnte nach dieser Altersstufe sich noch in eine neue leidenschaftliche Liebe zu verstricken, die er dann allerdings im Dienste seines Seelenfriedens versickern läßt.

Ich möchte in diesem Zusammenhange auch an einen vor kurzem erschienenen bedeutungsvollen *Briefwechsel* (4) erinnern, in dem sich eine leidenschaftliche Altersliebe des Verfassers der „Welträtsel" kristallisiert findet; die Dokumente zeigen, daß man unrecht daran tut, Ausnahmemenschen mit der normalen Zeitelle zu messen und erotisches Interesse von einem bestimmten Jahresringe an, den die Philister festsetzen, für unpassend zu halten. Einer inneren Legitimation für den Mann dienen die Zeilen, mit denen die Freundin der *Nausikaa* (5) (in dem gleichnamigen Fragment) die Liebende über das Alter des Odysseus tröstet — Zeilen, mit denen sich Goethe wohl selbst gegen Zweifel zu wappnen suchte:

> „und immer ist der Mann ein junger Mann,
> der einem jungen Weibe wohl gefällt."

Beachtenswert ist, daß in der Bewertung von Liebes-
verhältnissen bei großem Altersabstand der Beteiligten mit
zweierlei Maß gemessen wird: Beziehungen einer alternden
Frau zum Jüngling werden allgemein als ästhetisch unschön
verurteilt; ein entsprechendes Verhältnis des alternden
Mannes zum jungen Mädchen wird, solange er frisch und
elastisch ist, vielleicht belächelt, aber doch als zulässig hin-
genommen, evtl. sogar mit einem gewissen Neid oder mit Anwandlungen von Respekt betrachtet. Entscheidend ist im einen
wie im anderen Fall schließlich der *Tatbestand*, d. h. der
körperliche Zustand der Beteiligten. Das durchschnittliche
Empfinden sieht die Menopause der Frau als Abschnitt an,
dem beim Mann keine gleichwertige Treppenstufe entspricht.

Das innerliche Verhältnis des Mannes diesen Fragen
gegenüber wird wesentlich von dem Zustande seiner *animalischen Leistungsfähigkeit* beeinflußt; ist diese noch wohl-
erhalten, so bestehen nur allgemeine ethische oder ästhetische Hemmungen, deren Anerkennung und Beachtung den
inneren Frieden nicht ausschließt; anders ist es, wenn die
seelische Empfänglichkeit und die Frische der Empfindung
dem Weibe gegenüber die körperlichen Voraussetzungen ak-
tiver Betätigung überdauert; es treten dann die inneren
Konflikte auf, die sich zu der wirksamen Formel zuspitzen,
daß die Tragik der vorgerückten Jahre nicht das Altwerden,
sondern das Jungbleiben sei; es gibt auch eine von diesem
Gesichtspunkte her — für einen Teil der Frage erschöpfende
— nur halb scherzhafte Definition: „Alt ist, wer erhört zu
werden fürchtet."

Zu allen Zeiten haben die Weisen den Zustand gepriesen,
in dem für den Mann das sexuelle Kapitel endgültig *abge-
schlossen* ist; die berühmteste Stelle hierzu findet sich in
PLATOS Republik[1]: Die Szene des Dialogs ist das Haus des
Kephalos; der alte Herr sagt liebenswürdig zu Sokrates, er
sähe ihn gern öfter, weil in seinem Alter mit dem Verblühen

---

[1] Die Übersetzung verdanke ich meinem Kollegen IMMISCH.

der körperlichen Freuden die Lust zu Gesprächen und das Vergnügen daran zunähme; Sokrates antwortet mit einem Kompliment auf die Weisheit des Alten und bittet ihn, über dieses Stück des Lebenswegs doch einmal seine Erfahrungen auszusprechen. Kephalos sagt, bei Gesprächen mit Altersgenossen bekomme er meist Klagen zu hören; sie vermißten die Freuden der Jugend, insbesondere Wein, Weib und Gesang; andere leiden unter Mißachtung des Alters in der eigenen Umgebung; aber der Grund der Übel liege gar nicht im Alter als solchem; sonst müßten alle alten Leute in gleicher Weise leiden, was nicht der Fall sei; so war er einmal Zeuge, wie jemand an den alternden Dichter Sophokles die Frage richtete: „Wie stehts mit dir, Sophokles, im Punkte der Liebe?" (πῶς ἔχεις πρὸς τ᾽ἀφροδίσια) „bist du noch imstande, einer Frau beizuwohnen?" (ἔτι οἶός τε εἶ γυναικὶ συγγίγνεσθαι) Da sagte Sophokles: „Mensch, wahre deine Zunge" (εὐφήμει ὦ ἄνθρωπε), „wie gern bin ich der Sache entronnen, gerade als wäre ich einem tollen und wilden Dienstherrn entwischt." Von der Richtigkeit dieser Auffassung hat sich auch Kephalos im weiteren Verlaufe seines Lebens überzeugen können: „denn in vollkommener Weise tritt im Alter hervor, von solchen Leidenschaften lösend, ein tiefer Frieden und Freiheit (πολλὴ εἰρήνη καὶ ἐλευθερία); wenn die Begierden zu spannen aufhören und erschlaffen, dann wird Sophokles' Wort ganz zur Wirklichkeit; es ist ein Freigewordensein von Dienstherren in großer Zahl und gestörten Geistes."

Auch SCHOPENHAUER (6) stellt Betrachtungen an, die sich in der gleichen Richtung bewegen: „Sogar ließe sich behaupten, daß die mannigfaltigen und endlosen Grillen, welche der Geschlechtstrieb erzeugt, und die aus ihnen entstehenden Affekte, einen beständigen, gelinden Wahnsinn im Menschen unterhalten, solange er unter dem Einfluß jenes Triebes oder jenes Teufels, von dem er stets besessen ist, steht; so daß er erst nach Erlöschen desselben ganz vernünftig würde. Gewiß aber ist, daß, im allgemeinen und abgesehen von allen individuellen Umständen und Zuständen, der Jugend eine gewisse Melancholie und Traurigkeit, dem Alter eine gewisse Heiterkeit eigen ist; und der Grund hiervon ist kein anderer, als daß die Jugend noch unter der Herrschaft, ja dem Frondienst jenes Dämons steht, der ihr nicht leicht eine freie Stunde gönnt und zugleich der unmittelbare oder mittelbare Urheber fast alles und jedes Unheils ist, das den Menschen trifft oder bedroht: das Alter aber hat die Heiterkeit dessen, der eine lange getragene Fessel los ist und sich nun frei bewegt."

Daß die Sache noch eine andere Betrachtung zuläßt, gibt er in einem weiteren Satze zu: „Andererseits jedoch ließe sich sagen, daß nach erloschenem Geschlechtstrieb der eigentliche Kern des Lebens verzehrt und nur noch die Schale desselben vorhanden sei, ja, daß es einer Komödie gliche, die von Menschen angefangen, nachher von Automaten, in deren Kleidern, zu Ende gespielt werde."

Gibt es beim Manne „Wechseljahre"?

Es ist das Verdienst von KURT MENDEL (7), die Aufmerksamkeit auf die Frage des Vorkommens klimakterischer Veränderungen bei Männern gerichtet haben, nachdem schon früher einzelne Hinweise (20) erschienen waren. Er hat sich bei seiner 1910 erschienenen Veröffentlichung, in der er auch die *Vorgeschichte* des Begriffes der männlichen Wechseljahre in der Literatur gibt, auf die Beobachtung von 30 Kranken stützen können.

Ich bringe nachstehend, da es sich um die erste Originalbeschreibung handelt, seine Ausführungen über die *Symptomatologie* im Wortlaut:

„Der Beginn des Leidens fällt in die Jahre zwischen 47 und 57, unter diesen sind 50—54 besonders bevorzugt. Meist wird von den zum größten Teile bis dahin völlig gesunden, nicht nervösen Individuen zunächst über zeitweises Angstgefühl und innere Unruhe geklagt: „Alles geht mir zu langsam; ich glaube nie ans Ziel zu kommen," äußerte einer meiner Patienten. Dann tritt ein allgemeines Schwächegefühl und eine gemütliche Verstimmung ein, dazu kommt bald — und dies ist das in jedem einzelnen Falle wiederkehrende Hauptcharakteristikum des Zustandes — eine *ganz auffällige, früher nicht gekannte Rührseligkeit und Neigung zum Weinen*: „Ich bin wie ein Weib, so weichherzig, alles rührt mich zu Tränen." — „Die Zeitung lese ich nicht mehr, weil mich die Berichte über Mord usw. zu sehr zum Weinen bringen." — „Wenn ich auf der Straße sehe, wie sich zwei (mir ganz fremde) Kinder zanken, so werde ich so gerührt, daß ich mich umwenden muß." — „Erzähle ich etwas, so kommen mir die Tränen in die Augen; auch wenn ich von freudigen und mich erfreuenden Ereignissen spreche oder von einer guten Tat eines anderen höre, fange ich zu weinen und laut zu schluchzen an." — „Weil mir alles so nahe geht und ich meine Tränen nicht beherrschen kann, meide ich Gesellschaften." — Die in diesen Äußerungen einzelner Patienten sich kundgebende Rührseligkeit und Effemination ist um so auffälliger, als es sich in der großen Mehrzahl der Fälle um körperlich außerordentlich kräftige Männer, sogenannte Kraftnaturen, handelt, mit Körpergewichten von 85 bis über 100 kg. Mit ihrem herkulischen Aussehen steht das weibische Gebaren in um so größerem Kontraste. Einer meiner Patienten, der 105 kg wog, begann „wie ein Kind" (so drückt er sich selbst aus) über jede Kleinigkeit zu weinen und war dann durch keinerlei Zuspruch zu beruhigen. Zudem handelt es sich oft um Individuen, die das Leben früher sehr leicht nahmen und gerade wegen ihrer Lebenslust, ihres heiteren Wesens und ihres unverwüstlichen Optimismus beliebt waren.

In jedem einzelnen meiner Fälle wurde über Blutwallungen nach dem Kopfe, fliegende Hitze, Angstgefühl mit plötzlichem Schweißausbruch, zeitweises Herzklopfen, Brustbeklemmung, allgemeines Mattigkeitsgefühl, Schlafmangel bzw. Schlaflosigkeit geklagt — alles Symptome, welche wir als charakteristisch für die Molimina climacterica der Frauen wiederfinden.

Von weiteren körperlichen Erscheinungen, die sich sehr häufig, wenn auch nicht so konstant wie die eben angeführten, bei unseren Kranken vorfinden und gleichfalls dem Frauenklimakterium eigen sind, erwähne ich Schwindelgefühl, Kopfschmerzen, besonders in Form von Kopfdruck, Schmerzen und Parästhesien (Kopf heiß zum Zerspringen, Füße kalt) an den verschiedensten Körperteilen. Dem gestörten nächtlichen Schlaf entspricht meist eine Schlafsüchtigkeit mit häufigem Gähnen am Tage („die Augen fallen mir am Tage vor Mattigkeit zu, aber ich kann doch nicht schlafen").

Im Klimakterium der Frau, wo es sich „nicht um das bloße Aufhören der Ovulationstätigkeit, sondern um einen großen Umwandlungs- bzw. Mauserungsprozeß im ganzen Organismus" handelt, wird neben den besprochenen angioneurotischen Störungen sehr häufig eine psychische Veränderung beobachtet, insbesondere erhöhte gemütliche Reizbarkeit, Launenhaftigkeit, Unlust zur Arbeit und zum Vergnügen, Neigung zu melancholischer und hypochondrischer Stimmung, Grübelsucht, Abnahme der Gedächtniskraft, der geistigen Beweglichkeit und des Interesses für die Umgebung. Und gerade ganz dieselben psychischen Störungen finde ich bei all den von mir untersuchten männlichen Patienten wieder: sie klagen über Gedächtnisschwäche, besonders für jüngst Geschehenes und für Namen; sie sind gleichgültiger und stumpfer geworden, interessieren sich nicht mehr für Politik, lesen nicht mehr die Zeitung, grübeln über sich, ihre Krankheit und das Los ihrer Familie nach, fürchten für immer krank zu bleiben und nie wieder arbeitsfähig zu werden, sind mißgestimmt und launenhaft (so daß die Frau und Familie oft sehr unter der Erkrankung des Ernährers zu leiden haben), verlieren die Lust und Freude am Leben (zuweilen Suicidgedanken!), werden menschenscheu, ruhig, weniger mitteilsam, verschlossen und in sich gekehrt; an ihrem Arzte hängen sie meist mit kindlicher Anhänglichkeit und sind überaus dankbar für jeden ihnen gespendeten Trost.

Ein Patient sagte mir: „Nur Ihnen gegenüber spreche ich mich aus, sonst weiß niemand von meinem Leid"; ein anderer äußerte: „Ich mied Kollegen, von denen ich annehmen mußte, daß sie mich nach meinem Befinden fragen würden; weil ich nicht an mein Unglück erinnert sein wollte"; ein dritter sagte: „Erst jetzt verstehe ich, wie man sich das Leben nehmen kann, wenngleich ich nicht die Absicht habe, es auszuführen." Ethische Defekte, Selbstvorwürfe, Eigenbeziehungen, Eifersuchtsideen oder Sinnestäuschungen waren in keinem meiner Fälle vorhanden.

Ganz besondere Aufmerksamkeit wandte ich naturgemäß dem Verhalten meiner Patienten in sexueller Beziehung zu. Beim Manne fängt nach VON GYURKOVECHKY die sexuelle Kraft gewöhnlich vom 40. Lebensjahre an nachzulassen, bis sie im 65. Lebensjahre zumeist ganz erlischt. „Die praktisch bedeutsame Wendung der Dinge fällt im Durchschnitt in das 6. Lebensjahrzehnt, bzw. in die Mitte der 50er Jahre" (FÜRBRINGER).

Die von mir untersuchten Männer gaben übereinstimmend an, daß zu der Zeit, als ihr Leiden begann oder etwas früher, die Libido deutlich abnahm, um von da an dauernd gering zu bleiben, bzw. allmählich ganz zu erlöschen, einzelne sahen allerdings nach Überstehen der Krankheit wieder eine Zunahme der Libido, wenngleich sie die frühere Höhe nicht wieder erreichte. Über mangelnde Erektions- oder Ejakulationsfähigkeit beim Coitus wurde nur in wenigen Fällen geklagt. Sämtliche Kranken hatten bis etwa zu Beginn ihres Leidens in normaler Weise geschlechtlichen Verkehr ausgeübt, alle waren verheiratet und hatten (ausgenommen drei) Kinder, keiner der Patienten wurde noch nach Einsetzen der Krankheit Vater.

Was schließlich den rein somatischen Befund, den ich bei meinen Untersuchungen erheben konnte, betrifft, so war mir ganz besonders auffällig, daß gerade in meinen typischen Fällen von Molimina climacterica sowohl irgendwelche Zeichen von Arteriosklerose (die ja in dem in Betracht kommenden Alter für gewöhnlich beginnt oder bereits vorhanden ist), als auch solche von Neurasthenie, besonders aber erstere, völlig fehlten: die Arteria radialis war in Erwägung des Alters des Erkrankten fast auffällig weich, die Temporalis nicht sichtbar, die Herztöne waren durchaus nicht klappend oder dumpf; der zweite Aortenton nicht accentuiert, der Blutdruck in keinem Falle erhöht, eher sogar niedrig; auch fehlte jegliches objektive Zeichen zerebraler Arteriosklerose (Paresen, pathologische Reflexe usw.); Zittererscheinungen waren in einzelnen Fällen nachweisbar, die Reflexe waren aber nie gesteigert, auch fehlten sonstige Zeichen von Neurasthenie.

Bereits erwähnt habe ich, daß das Körpergewicht in den meisten Fällen ein sehr hohes war, der Ernährungszustand war durchweg ein guter, einige Kranke zeigten entschieden einen gewissen Fettansatz, wie wir solchen bei Frauen im klimakterischen Alter nicht selten beobachten; die Intelligenz war unverändert (in der überwiegenden Mehrzahl handelte es sich um Individuen der besseren Stände mit guter Intelligenz, zwei Ärzte befinden sich unter den von mir beobachteten Erkrankten), bei vielen fiel mir auf, daß das Haupt- und Barthaar bereits ziemlich stark ergraut war; im übrigen entsprach aber das Aussehen ungefähr dem Alter des Patienten. Nie Pupillenveränderungen, nie Sprachstörung, Thyreoidea und innere Organe ohne Sonderheit, auch sonst negativer Befund, nur in einem Falle bestand schon seit vielen Jahren Diabetes, der Zuckergehalt des Urins war aber in der Zeit der Erkrankung und später geringer als die Jahre vorher, trotz dauernd gleichmäßig eingehaltener Diät; auch dieser Fall bot keinerlei Zeichen von Arteriosklerose."

Das Leiden beginnt in dem oben schon angegebenen Zeitraum *allmählich* und entwickelt sich dann oft mit zeitweiligen Remissionen zu seiner Höhe; die Dauer stieg von 10 Monaten bis zu 4 Jahren, lag meist zwischen $1^1/_2$—3 Jahren. Die Prognose ist für die Mehrzahl der Fälle durchaus günstig; in den meisten Fällen tritt eine völlige Heilung ein.

Das Fehlen der arteriosklerotischen Lokalsymptome, die Eigenart der Prognose und des episodenhaften Verlaufs ver-

hinderten MENDEL, etwa seine Fälle als beginnende Arteriosklerose zu betrachten; ebensowenig will er sie dem Gebiete
der neurasthenischen Hypochondrie einordnen. MENDEL sieht
die *Unterfunktion der Keimdrüsen* als *Grundursache* des Krankheitsbildes an, neben welchen natürlich auslösende Momente
in Gestalt von Lebensverbrauch, Alkohol- und Nikotinmiß-
brauch, Trauma, Influenza, Gicht und Diabetes in Frage
kommen.

Nicht bei jedem Manne sind klimakterische Erscheinungen erkennbar, so wenig wie bei jedem Weibe.

MENDELS Patienten, die den intelligenten Schichten an-
gehörten, waren von sich aus schon zum Teil auf den Gedanken gekommen, daß es sich bei ihren Beschwerden um
etwas handle, was mit den weiblichen Wechseljahren in
Verbindung zu bringen sei.

In der Frage der Behandlung verspricht sich MENDEL
von einer Organtherapie nur wenig, legt vielmehr Wert —
neben allgemeinen physikalischen und diätetischen Prozeduren — auf die seelische Beeinflussung.

HOLLANDER (8) behandelt in einer kurzen Mitteilung gleichfalls die männlichen Wechseljahre; auch bei seinen Patienten
waren die wohlgenährten muskulösen Männer, die im Leben erfolgreich waren und keine Arteriosklerose hatten, häufig vertreten. Er beschreibt die objektiv feststellbaren seelischen
Wandlungen: Müdigkeit, Blasiertheit, Ungeduld, Reizbarkeit
mit der Neigung zu Konflikten, Rührseligkeit, Abnahme des
Selbstvertrauens und — von den Kranken besonders unangenehm empfunden — ein Nachlassen der Energie, der Phantasie-
tätigkeit und der Konzentration; das Ergebnis war wiederholt
z. B. ein früher ungewohntes Lampenfieber und das Auftreten
von Angstgefühlen bei Situationen, die sonst ohne Gemütsbewegungen überwunden wurden.

In körperlicher Hinsicht bestand Kopfdruck, gestörter
Schlaf, nervöse Dyspepsie. Die alles dieses begleitende gesamte
seelische Depression war stark genug, um zu Suicidanwand-
lungen zu führen.

Ich habe aus der HOLLANDERschen Darstellung nicht den
Eindruck gewonnen, daß es sich um etwas spezifisch Klimakterisches handle; seine Darstellung gibt das dem Irrenarzte
sehr wohl bekannte Bild einer *leichten Form von melancholischer Verstimmung*, wie sie in allen Lebensaltern auftreten
kann; es fehlen bei ihm gerade diejenigen Symptome, die
man im Sinne der weiblichen Ausfallserscheinungen der
Wechseljahre deuten könnte; richtig ist, daß solche Depressionen nicht selten an der Grenze vom 5. und 6. Lebensjahrzehnt mit besonderer Häufigkeit auftreten; ein Teil derselben
betrifft solche, bei denen es sich um eine periodische Wiederholung handelt; gerade die Fälle mit langem Intervall von
10—15 Jahren neigen zur zeitlichen Lokalisierung einer
Wiederholungsphase in diesem Lebensabschnitt. Man darf
bei der Untersuchung nicht darauf warten, daß die Kranken
selber in ihrem Bericht auf die früheren Zustände zurück-
greifen; oft haben sie die vorausgehenden Anfälle längst vergessen, weil sie leichter Art waren und nicht zu Anstalts-
aufenthalt führten; sie besinnen sich aber darauf, wenn man
ihre Aufmerksamkeit auf diesen Punkt richtet. HOLLANDER
hat diese Möglichkeiten nicht in den Bereich seiner Betrachtungen eingezogen, und ich möchte seine Mitteilung als nicht
beweisend in der vorliegenden Frage betrachten.

Auch die Arbeit von VAERTING (9), die, ebenso wie die von
HOLLANDER, in diesem Zusammenhange zitiert zu werden
pflegt, wirkt nicht überzeugend; er sieht einen Beweis für
die Richtigkeit der MENDELschen Aufstellung in der Statistik
der Absterbeverhältnisse bei Männern und Frauen während
der Wechseljahre. Er bezieht sich besonders auf die KAUP-
sche Zusammenstellung, aus welcher sich folgendes ergibt:

Auf 100 Frauen im Alter von

40—45	sterben	124,4	Männer
45—50	,,	140	,,
50—55	,,	134,8	,,
55—60	,,	122,5	,,
60—65	,,	106,7	,,

VAERTING sieht für die mit 40 Jahren zunehmende Sterblichkeit der Männer die Ursache nicht in einem allgemeinen Altern des Organismus, sondern bezieht die an sich nicht zu leugnende Tatsache auf den Einfluß des Versagens der Keimdrüsen; er leitet diesen Zusammenhang daraus ab, daß sich nach Überwindung der kritischen Periode die Lebenswahrscheinlichkeit des Mannes mit 60 Jahren wieder der weiblichen nähere.

Sein Schluß ist in dieser Form unzulässig; er berücksichtigt gar nicht die zahlreichen anderen Möglichkeiten einer höheren Männersterblichkeit zwischen 40 und 60, z. B. den Umstand, daß in diesen Jahren die Paralytiker sterben und daß ebenso die Folgen des besonders den Männern vorbehaltenen Lebensverbrauchs durch Alkohol und Rauchen sich auswirken; die Arteriosklerose ist in diesen Jahren bei Männern sehr viel häufiger als bei Frauen. Alles dieses hat mit einer chemischen Wirkung der sinkenden Keimdrüsentätigkeit nicht das geringste zu tun.

Auch seine weiteren Ausführungen sind sehr anfechtbar. Er sieht eine besondere Ursache des Alterns der Männer im Kräfteverbrauch durch unangebracht großen Geschlechtsverkehr und widerrät von diesem Gesichtspunkte aus, eine jüngere Frau zu heiraten, weil mit zunehmender Dauer der Ehe ihre Ansprüche das Maß der spontanen männlichen Leistungsfähigkeit überdauerten; „es ist deshalb direkter Männermord, wenn GRASEL Ehen mit einem männlichen Altersplus von 8—12 Jahren empfiehlt".

Einen weiteren Beweis für die Existenz der männlichen Wechseljahre und ihre einschneidende Bedeutung für das Leben des Mannes sieht er in der Tatsache, daß mit wachsendem Lebensalter sich eine deutliche Verschlechterung in der Qualität der Nachkommenschaft bemerkbar macht; die an sich vielleicht wahrscheinlich zu machende Tatsache beweist natürlich gar nichts dafür, daß die veränderte Keimdrüsenbeschaffenheit sich nun auch in dem *Befinden* des Mannes äußern müsse.

Eine Schlußbetrachtung des Autors ist mehr originell als überzeugend: für den weiblichen Organismus sind die Vorgänge des Klimakteriums nichts Neues, sondern etwas Bekanntes und Gewohntes, da der Einfluß der Ovarialhormone während Schwangerschaft und Stillgeschäft schon so und so oft unterbrochen worden sei und der Organismus sich somit auf diesen Vorgang bereits eingestellt habe, während für den Mann das Aufhören seiner Samenzellenproduktion etwas völlig Neues bedeute. Abgesehen von anderen Unzulänglichkeiten dieses Gedankenganges ist ihm vor allem eines entgegenzuhalten, daß nach dieser Theorie die Schwere und Häufigkeit der Ausfallserscheinungen im Klimakterium der Frau entsprechend der Zahl ihrer Geburten und der damit gegebenen *Trainierung* des Organismus abnehmen müßten, daß weiterhin die schwersten Ausfallserscheinungen bei alten Mädchen vorkommen müßten; nichts davon trifft zu.

Von besonderen Gesichtspunkten aus behandelt MARCUSE (10) das männliche Klimakterium, indem er seine Bedeutung für die Ehe und die Gattenbeziehungen untersucht.

Er zweifelt nicht an dem Bestehen einer Phase im Leben des Mannes, die als Wechseljahre zu bewerten ist; er erachtet sie aber nicht denen der Frau für kongruent, sondern nur für analog. Er sieht, obgleich es sich um diese Zeit nicht um eine Einstellung, sondern nur um ein Zurückgehen der Hodenfunktion handelt, doch die physiologische Grundlage in der Umstimmung der inneren Sekretion.

Die Gesamtheit der Veränderungen in der organischen und psychischen Entwicklung des Mannes ist „von erheblicher, nicht selten revolutionärer, bisweilen deletärer Bedeutung für das Schicksal der Ehe". Die Tragweite des „gefährlichen Alters" des Mannes wird verstärkt, wenn die Wechseljahre des Ehemannes mit denen der Ehefrau zusammentreffen; er übersieht dabei nicht, daß eine Sicherung darin liegen kann, daß Mann und Frau gleichzeitig an ihren erotischen Wünschen Einbuße erleiden. Unter den seelischen Ursachen gedenkt er der Gefahren, die der Monogamie als einer ausschließlichen „Gesellschaft zu zweien" innewohnen, die heute dadurch verschärft werden, daß die Menschen, ohne krank zu sein, empfindlicher und unruhiger geworden sind, und daß andererseits die ehelichen Beziehungen infolge der mannigfachen, der Verhütung der Konzeption dienenden Maßnahmen unbefriedigender geworden sind; es wird in diesem Zusammenhange, wenn die Leistungsfähigkeit der Ehemänner zurückgeht, immer zu fragen sein, ob nicht eine Abstumpfungswirkung vorliegt. „In der überwiegenden Mehrzahl sonst harmonischer Ehen werden derartige Veränderungen in dem sexuellen Verhalten des Mannes eine unmittelbare Schädigung der Gattenbeziehung nicht bewirken; aber mittelbar — als unbewußte Quelle von Verstimmungen und Reizbarkeiten mit Insuffizienzgefühl beim Manne selbst und Vorwurfstendenzen gegen die Frau — ganz wie mutatis mutandis beim weiblichen Klimakterium — sowie andererseits als letzte Belastung, die eine schon vorher brüchige Ehe zum endgültigen Zerfall bringt, gewinnen solche an sich noch wenig belangvolle Symptome der männlichen Wechseljahre oft eine ernste Bedeutung für die Ehe".

Unter den klimakterischen Veränderungen der männlichen Sexualtendenzen spielen neben der im Klimakterium erstmalig auftretenden Homosexualität die inzestuösen Phantasien eine besondere Rolle, die sich keineswegs in der Neigung zu gröblicher Betätigung zu äußern brauchen, aber in der inneren Wandlung des Vaters gegenüber der erwachsenen Tochter sich ausdrücken; solche „Krisen der Väterlichkeit" können zu schweren Erschütterungen des Familienlebens werden; (auf die kriminellen Auswirkungen auf diesem Gebiete kommen wir noch zurück).

MARCUSE setzt in treffender Weise die Situationen auseinander, die sich in der Ehe ergeben, wenn der Sinn des alternden Mannes sich anderen jüngeren weiblichen Wesen zuwendet, wobei eine besondere Komplikation dann entsteht, wenn die Neigung sich auf eine Stieftochter richtet.

(Den seit dem Kriege wirksamen Faktor, wegen dessen Beziehungen jüngerer Mädchen zu älteren Männern jetzt häufiger hervortreten, erwähnt der Autor nicht; er ist zahlenmäßig sehr wohl zu verstehen. Der Verlust von fast 2 Millionen Männern des aktiven Alters bewirkt, daß die Reihen der Männer von 28—45 Jahren stark gelichtet sind; wir sehen u. a. deswegen jetzt oft Beziehungen junger Mädchen zu *viel zu jungen* oder *viel zu alten* Männern.)

Der Vortrag von RODHE (11) (referiert von ZEINER HENRIKSEN) gilt einer Bestätigung der von KURT MENDEL im Jahre 1910 veröffentlichten Abhandlung über Climacterium virile. In dieser Verbindung hat der Verfasser statistisch gezeigt, daß das Alter, in welchem diese Beschwerden auftreten — mit dem 45. bis 55. Lebensjahr — auch eine relative höhere Sterblichkeit der Männer gegenüber den Weibern aufweist. Die schwedische Statistik zeigt folgendes: Auf 100 Weiber sterben:

im Alter von	25—26	Jahren	109,7	M.
,,	,,	,,	30—31	,,	103,2	,,
,,	,,	,,	35—36	,,	100,1	,,
,,	,,	,,	40—41	,,	108,1	,,
,,	,,	,,	45—46	,,	120,6	,,
,,	,,	,,	50—51	,,	126,8	,,
,,	,,	,,	55—56	,,	128,5	,,
,,	,,	,,	60—61	,,	126,5	,,
,,	,,	,,	65—66	,,	118,8	,,

Die größere Sterblichkeit fällt also mit der Zeit zusammen, in welcher die sexuellen Funktionen gewöhnlich aussetzen. Man versucht diese Tatsache dadurch zu erklären, daß mit dem Climacterium virile die Produktion von Spermatozoen aufhört und die innersekretorischen Bedingungen durch das Aussetzen der Spermatozoen völlig verändert werden. Dem Aussetzen der Sexualfunktion folgen tiefgehende psychische Veränderungen. Die Fälle, die der Verfasser beobachtet hat, setzten mit 54—60 Jahren ein. Der Zustand ist gewöhnlich keine Folge einer „nervösen" Disposition — im Gegenteil sind die Individuen, die früher ganz gesund und psychisch

sehr resistent waren, am meisten befallen. Die psychische
Veränderung stellt sich schleichend ein und fängt mit Weiner-
lichkeit an; die Patienten werden sichtbar bewegt, wenn sie
was Rührendes oder Unglückliches hören oder sehen. Die
Energie wird eingeengt, die Arbeit fällt ihnen schwer und
eine gewisse Menschenscheuheit stellt sich ein. Hypochondrische Einstellungen treten bisweilen stark hervor und nebenbei auch Angstzustände, die in sehr schweren Fällen suicidal
enden. Die körperlichen Symptome sind den neurasthenischen sehr ähnlich: Kopfschmerzen, Kopfdruck, Wallungen,
Mattigkeit, Schlafstörungen und Herzklopfen. Sonst wird
natürlich herabgesetzte Libido und Potenz das Bild beherrschen. Die Differentialdiagnose ist gegenüber Arteriioskle-
rosis cerebri zu berücksichtigen, aber bei dem Climacterium
virile werden sonstige arteriosklerotische Veränderungen ver-
mißt. Die Prognose ist gut, die Dauer des Zustandes ist verschieden, von 8—10 Monaten und mehr. Die Behandlung zeigt
keinen Erfolg durch Ersatztherapie (Organotherapie) und
muß symptomatisch durch Sedativa geleitet werden. Die
psychische Behandlung ist natürlich von der größten Bedeutung.

JUARROS (12) (referiert von REICK) hat bei Männern
zwischen 40 und 50 Jahren folgende Erscheinungen beobachtet:
Klagen über geistige und körperliche Ermüdbarkeit, Reizbar-
keit, Unzufriedenheit, schlechter Schlaf, träge Verdauung,
plötzliche Abnahme der Geschlechtskraft. Objektiv findet sich
normaler oder nur wenig erhöhter Blutdruck sowie das Bild
der Hypofunktion mehrerer endokriner Drüsen; 1. Hoden.
Intensive, bis zur Impotenz fortschreitende Abnahme der
Geschlechtskraft bei — in manchen Fällen — erhaltener
Geschlechtslust. 2. Schilddrüse. Verlangsamung der geistigen
Leistungen. Mäßiger Ausfall der Körperbehaarung. Häufige
Kopfschmerzen. 3. Nebenniere. Hypotonie und Asthenie.
4. Hypophyse. Neigung zum Fettansatze, Anaphrodisie, Impotenz. Besonders charakteristisch und gegenüber dem „Cli-
macterium virile" anderer Autoren auffallend ist die Gering-

fügigkeit der psychischen Veränderungen. Wahnvorstellungen, Intelligenzabnahme fehlen völlig; es besteht keine stärkere Depression oder krankhafte Deutung der Krankheitserscheinungen. Gegen Alterspsychosen, gegen Paralyse, gegen Sexualneurosen ist der Zustand scharf abzugrenzen. Die einzig erfolgreiche Therapie ist die Organotherapie mit Hodenpräparaten. Die Ermüdbarkeit und die endokrinen Erscheinungen gehen zurück. Die Sexualschwäche zeigt eine Besserung, aber keine völlige Heilung; statt der plötzlichen Abnahme der Geschlechtskraft wird eine allmähliche Abschwächung herbeigeführt.

In einer früheren Mitteilung faßte MARCUSE (13), unabhängig von der Frage der Einwirkung auf die Ehe, das Ergebnis seiner Beobachtungen und Erwägungen zusammen: „Das Climacterium virile beruht auf einer Hypofunktion oder Dysfunktion der innersekretorischen, in erster Reihe der Geschlechtsdrüsen, zu denen sehr wahrscheinlich auch die Prostata zu rechnen ist. Diese Hypo- und Dysfunktion hat auch schwere psychische Veränderungen zur Folge, die in ihrer Eigenart und ihrem Verlauf für das männliche Klimakterium charakteristisch sind."

MARCUSE hält auf Grund seiner Feststellungen die von MENDEL gegebene Darstellung und Theorie der männlichen Wechselphase im wesentlichen für zutreffend. Seine sämtlichen — 16—20 — Patienten wiesen krankhafte Veränderungen der Prostata auf.

Die meisten davon waren verheiratet; jedoch waren auch Junggesellen und alle Arten sexueller Lebensführung vertreten. Perverse Akte wurden in sämtlichen Fällen verneint; dagegen gaben mehrere an, daß sich zum Teil einige Monate vor Beginn der derzeitigen Beschwerden, zum Teil annähernd gleichzeitig mit diesen, abnorme sexuelle Neigungen bemerkbar machten, die sie früher niemals gekannt hatten. Es handelte sich hierbei je einmal um sadistische und fetischistische, je zweimal um gelegentlich homosexuelle Triebe und um sexuelle Hinneigung zu kleinen Mädchen. In einem der

Fälle dieser Art ging der Hauptreiz von der eigenen 10 jährigen Tochter des Patienten aus, der unter ausgesprochenen Inzestphantasien litt.

Der Ablauf der Geschlechtsvorgänge selbst war in mannigfacher Weise beeinflußt und verändert; einige Male bestanden periodische Schmerzen in den Hoden; alle hatten Harnbeschwerden; fast alle klagten über Verstopfung.

MARCUSE lehnt die Annahme einer einfachen sexuellen Neurasthenie ab, unter anderem von dem Gesichtspunkte aus, daß niemals neurasthenische (oder hysterische) Lokalsymptome nachweisbar waren, daß nennenswerte nervöse Belastung fast niemals vorlag, und daß die Kranken verhältnismäßig rasch gesundeten. In dem Nachweise geringerer Grade von Arteriosklerose sieht MARCUSE keinen Gegenbeweis gegen die Selbständigkeit des Symptomkomplexes.

WENKEBACHS (14) Schrift gilt in erster Linie den körperlichen Beschwerden des Mannes von 50 Jahren. Die Patienten, auf deren Beobachtung er seine Mitteilungen stützt, stammten immer aus den sog. besseren und besten Kreisen, „Menschen, von denen das Leben viel verlangt hat, die aber auch selbst viel vom Leben verlangen“. Zum Teil befanden sich darunter Schlemmer; lange und schlanke Figuren waren die Ausnahmen. Die Beschwerden bestanden in Herzklopfen, Atemnot, unregelmäßiger Herztätigkeit, Beklemmungsgefühlen auf der Brust, leichten Schwindelzuständen und seelischer Depression, zu der die subjektiv unangenehm empfundenen Extrasystolen mit anschließenden Deutungen beitrugen. Der Blutdruck war nicht sehr erhöht, Arteriosklerose nicht nachweisbar, eine Verstärkung des zweiten Aortentones (leichte Erweiterung der Aorta usw.) wird als eine Folge des Zwerchfellhochstandes angesehen, der seinerseits wieder auf die Verstopfung und Luftansammlung im Darm zurückgeführt wird.

WENKEBACH sieht als Ursache die übermäßige Fettanhäufung an. In seelischer Hinsicht hält er das Bewußtsein der Männer, an einem Wendepunkt zu stehen, für wichtig, mißt aber auch den Ärzten Schuld bei, die sich, wie wir ja wissen, oft leichtsinnig genug über Verkalkung usw. verbreiten.

WENKEBACH ist nicht geneigt, in diesen krankhaften Zuständen etwas Klimakterisches zu sehen, da die Funktion der männlichen Drüsen in dieser Zeitspanne keineswegs eingestellt sei.

WENKEBACH ignoriert sehr wesentliche Fragen dieses Kapitels fast völlig; er behandelt nur einen *kleinen Sonderausschnitt*, wie er seiner Interessensphäre am nächsten lag.

In einer *zweiten Mitteilung* faßt KURT MENDEL (15) die Ergebnisse seiner eigenen und der von anderen — zum Teil nach seiner Anregung gemachten — Beobachtungen zusammen. Er hat in den letzten Jahren vor dieser Veröffentlichung 25 Fälle erlebt.

Der Beginn der Erkrankung scheint alles in allem etwas früher zu liegen, als er zunächst annahm, kann sich aber noch bis zum 60. Jahre hinaus erstrecken.

Bei den meisten Fällen handelt es sich um besonders kräftige, im besten Ernährungs- und Allgemeinzustand befindliche Männer mit normalen inneren Organen; insbesondere fehlen an Herz und Gefäßen die Zeichen der Arteriosklerose. Die Mehrzahl hatte nicht mit Sorgen zu kämpfen, gehörte den besseren Ständen an, war lebenslustig, heiter, voll Optimismus gewesen, führte ein behagliches Dasein, ein glückliches Familienleben und war im Berufe tüchtig und erfolgreich; fast alle Kranken waren verheiratet.

Auch das seelische Bild, wie es in seiner früheren Arbeit gezeichnet wurde, konnte erneut bestätigt werden: Rührseligkeit, Tränennähe, Weichheit, Gleichgültigkeit, Sinken der Energie und der Entschlußfähigkeit, Menschenscheu, hypochondrische Sorgen, Selbstvorwürfe, Selbstmordneigungen. In körperlicher Hinsicht stehen im Vordergrunde Kopfschmerzen, Kopfdruck, benommenes Gefühl, Blutwallungen zum Kopf, Schwindel, Mattigkeit, schlechter Schlaf, Dyspepsie, Herzbeschwerden, Kältegefühl an den

Extremitäten. In sexueller Beziehung wurde ausnahmslos über eine Abnahme der Geschlechtslust geklagt, auch war die Potenz meist geringer geworden. MENDEL sah nur in einem Fall perverse Anwandlungen (abnorme, früher nicht gekannte Liebesbetätigungen gegenüber der Adoptivtochter).

Die Prognose ist im allgemeinen gut, die Dauer der Erkrankung $1^1/_2$—3 Jahre. MENDEL spricht mit größerer Sicherheit als in seiner 12 Jahre zurückliegenden Veröffentlichung aus: Das Climacterium virile beruht auf Störungen der inneren Sekretion, wobei er die Frage der quantitativen Beteiligung der nicht sexuellen Drüsen offen läßt.

Mir selbst, der ich naturgemäß in erster Linie diejenigen Kranken zu sehen bekomme, bei denen nervöse oder psychische Symptome im Vordergrunde stehen, hat sich nicht der Eindruck aufgedrängt, daß die abnormen Zustände des 5. und 6. Jahrzehntes sich durch Besonderheiten von denen früherer oder späterer Altersstufen abhöben, abgesehen von der statistischen Tatsache, daß sie häufiger sind. Wenn ich gelegentlich gegenüber männlichen Patienten dieser Altersstufe die Analogie ihrer depressiven Nöte zu den weiblichen Beschwerden der Wechseljahre betont habe, so war das ein halb scherzhaft gemeinter Hinweis, der geeignet erschien, dem Erleben ein wenig seinen Stachel zu nehmen; wir tragen leichter, was nicht als ein nur persönliches Mißgeschick erscheint, und vor allem das, was bei anderen sich auch als Episode erwiesen hat. Von den seelischen Depressionen dieser Lebensphase ist alles abzutrennen, was auf Arteriosklerose beruht oder auf Alkoholismus zu beziehen ist; es bleiben dann Fälle übrig, die man in der üblichen Klassifikation als *leichte Melancholien* bezeichnen würde, die vielleicht etwas häufiger als zu anderen Zeiten neurasthenische und hypochondrische Züge aufweisen. Die den Seelenstörungen des weiblichen Klimakteriums eigene relative Häufigkeit der Gereiztheit als Symptom und der paranoiden Einstellung als Tendenz trifft man bei den Männern wesentlich seltener.

Ich habe nicht den Eindruck gewonnen, daß das Denken der Kranken in besonderer Weise um das erotische Kapitel kreise; jedenfalls kommen alle anderen Denkinhalte von Minderwertigkeitsfärbung häufiger vor; die Kranken sehen im allgemeinen keinen Zusammenhang zwischen ihrem Zustande und einem Sinken der Geschlechtskraft.

In der *Mehrzahl der Fälle* sind in der Vergangenheit der Patienten ähnlich gefärbte Zeiten von kürzerer oder längerer Dauer zu finden, denen gegenüber die in die Wechseljahre fallende Phase nur eine *verstärkte Wiederkehr*, aber nichts Neues bedeutet.

Klagen über alle möglichen körperlichen Mißempfindungen, namentlich in Form von Kopfdruck, Schwindelgefühlen und dergleichen, sind natürlich häufig; ich entsinne mich aber nicht, jemals Beschwerden gesehen zu haben, die etwa den „Wallungen" der klimakterischen Frau an die Seite zu stellen wären. Solche Klagen wären so frappant, daß sie mir sicher als Merkwürdigkeit in der Erinnerung gehaftet hätten.

Die Heilungsaussichten dieser in keiner Weise organisch bedingten Störungen sind von vornherein, angesichts ihrer wahrscheinlichen Zugehörigkeit zu den periodischen Erkrankungen, als günstig zu bezeichnen; unverkennbar ist, daß die Wiederkehr zur Norm länger auf sich warten läßt als in den früheren Jahrzehnten.

Das ganze Vorkommen ist bei gebildeten und geistig gehobenen Patienten häufiger als bei den primitiven Strukturen.

Von nicht geringem Interesse für die Wechseljahre, und zwar bei Mann und Weib, sind die *Ergebnisse der Kriminalstatistik* (16).

Beim weiblichen Geschlechte ist das 5. Jahrzehnt in besonderer Weise zu denjenigen strafrechtlichen Konflikten disponiert, die wir ihren psychologischen Motiven nach auf gesteigerte Reizbarkeit und Erregbarkeit zurückzuführen

Anlaß haben; {die nachstehend gegebenen Zahlen beziehen sich auf 100000 strafmündige Personen desselben Alters und Geschlechtes während 10 Jahren der Beobachtung). Die Zahl der Verurteilungen von Frauen wegen *Hausfriedensbruchs*, die zwischen 21 und 25 Jahren 9,16 beträgt, erreicht zwischen 40 und 50 ihr absolutes Maximum mit 23,20, während bei den Männern das Maximum mit 191,04 zwischen 21 und 25 Jahre fällt, eine Zahl, die zwischen 40 und 50 auf 81,93 und im folgenden Jahrzehnt auf 45,77 sinkt.

Verurteilungen wegen *Beleidigung* steigen von 52,98 bei Frauen zwischen 21 und 25 Jahren auf das absolute Maximum von 119,08 zwischen 40 und 50; das männliche Maximum bei diesem Delikt liegt mit 324,19 zwischen 30 und 40, um dann regelmäßig zu sinken.

Beide Geschlechter haben, ohne daß man den inneren Zusammenhang erkennen könnte, mit der *Verletzung der Eidespflicht* ihr absolutes Maximum im Jahrzehnt von 40 bis 50, die Männer mit 9,54, die Frauen mit 3,50; es ist dieses Delikt unter den 13 in der Statistik aufgeführten das einzige, bei dem das Männermaximum in *diese* Zeitspanne fällt.

Unter 350 im Jahre 1914 von deutschen Gerichten wegen Blutschande verurteilten Männern befand sich ca. ein Drittel zwischen 40 und 50 Jahren; als Höhepunkt kann das 47. Lebensjahr gelten.

Wenn wir kurz *zusammenfassen*, was nach der jetzt vorzugsweise vertretenen Auffassung vom Sinne unserer Fragestellung her über den Mann zwischen 40 und 60 auszusagen ist, so wäre es etwa folgendes:

Der *Übergang* von der in jeder Hinsicht rüstigen Phase der Lebenshöhe zum beginnenden körperlichen und seelischen Verfall vollzieht sich — immer unter Ausschluß der Fälle mit organischen Veränderungen des Hirnes, der Gefäße usw. — bei der *Mehrzahl* der Männer *ohne aufdringliche Erscheinungen*; die Vorgänge des normalen Alterns, wie sie oben beschrieben wurden, lassen keine scharfen Einschnitte und Abschnitte erkennen; das Sexualleben tritt an Bedeutung zurück, ohne ganz zu versiegen; der naive Lebensteilnehmer merkt wenig oder nichts von der sich in ihm langsam vollziehenden Wandlung; der zur Selbstbeobachtung Neigende verzeichnet ja nach seinem Temperament mit Betrübnis, Resignation oder Humor, daß es langsam bergab geht; der zu Seelenstörungen Disponierte erfährt eine gesteigerte Wahrscheinlichkeit, an depressiv gefärbten Zuständen zu erkranken; auf körperlichem Gebiete steigt die Häufigkeit von Diabetes, Gicht und Ischias.

Abweichend von diesem „normalen" Hergang der Dinge treten nun für einen gewissen, aber sicher nicht hohen Prozentsatz der Fälle andere Bilder in den Vordergrund, die in ihrer Gesamtheit den klimakterischen Wandlungen der Frau entsprechen sollen: zeitlich begrenzte Phasen von 1—3 Jahren Dauer mit auffallenden seelischen Veränderungen im Sinne einer allgemeinen Depression, die zahlreiche mögliche Gefühlsvarianten aufweist, Veränderungen, die tief genug greifen, um zum Selbstmord zu treiben, die aber fast ausnahmslos zur Heilung kommen; Ausfallserscheinungen, wie sie für das weibliche Klimakterium in besonderem Maße charakteristisch sind, Symptome, die durch Vermittlung des sympathischen Nervensystems in die Erscheinung treten, spielen eine kleine Rolle.

Die eigentliche *zentrale Frage* des Problemes ist nun die, ob wir berechtigt oder genötigt sind, in den Besonderheiten der männlichen Altersstufe zwischen 40 und 60 ein Analogon zu den weiblichen klimakterischen Bildern zu sehen, ob es wirklich beim Manne „*Wechseljahre*" gibt.

Das zu Beweisende muß sich sachgemäß auf das Bewiesene stützen, das Unbekannte auf das Bekannte; unser Ausgangspunkt und Maßstab ist der Begriff des weiblichen Klimakteriums; es wird deshalb nützlich sein, die übereinstimmenden und abweichenden Momente in aphoristischer Form *nebeneinander* zu stellen.

Klimakterische Beschwerden sind bei Frauen häufig, bei Männern selten, treten bei jenen durchschnittlich früher auf und enden auch früher; Dauer und Prognose ist bei beiden gleich; das Klimakterium bildet bei der Frau eine Treppenstufe, beim Mann eine sanfte schiefe Ebene; das Verhalten des erotischen Bedürfnisses läßt Gesetzmäßigkeiten nur insofern erkennen, als es in der Mehrzahl der Fälle bei beiden Geschlechtern abnimmt, beim Manne gelegentlich qualitative Veränderungen erfährt. In der körperlichen Erscheinung tritt das Abschnitthafte dieser Lebensphase beim Weibe viel mehr hervor als beim Mann; die Frauen können viril werden, die Männer werden aber nicht feminin; auch die spezifischen, nach heutigen Auffassungen auf Hormonwirkung bezogenen Ausfallserscheinungen, die beim Weibe häufig den beherrschenden Zug im Krankheitsbilde darstellen, spielen beim Mann kaum eine Rolle; beim Weibe kommen angioneurotische Oedeme und dergleichen vor, beim Manne nicht; die Frau in den Wechseljahren verliert häufiger die Singstimme, die beim Manne, gute Gesangskultur vorausgesetzt, häufig bis ins 7. Jahrzehnt erhalten bleibt; die klimakterischen Gelenkerkrankungen der Frauen überwiegen der Häufigkeit nach bedeutend die beim Manne; dafür ist bei ihm die Ischias häufiger. Das Weib hat im Gegensatz zum Manne ein lebhaftes Bewußtsein davon, daß es sich um eine einschneidende Veränderung der Persönlichkeit handelt und bezieht diese mit Recht auf die veränderte Keimdrüsentätigkeit; von außen gesehen ist dieser Einfluß beim Weibe viel aufdringlicher als beim Manne. Im psychischen Bilde der ausgesprochenen *Geistesstörungen* überwiegt in den beiden Geschlechtern zugewiesenen Depressionen bei der Frau die paranoische Beigabe, beim Manne die hypochondrische. Man kann darin die krankhafte Steigerung des durchschnittlichen Vorkommens sehen, daß bei der klimakterischen, nicht geisteskranken Frau die gereizte Verstimmung die depressive überragt.

Eine unbefangene Betrachtung wird zugeben müssen, daß die *Unterschiede weit größer sind als die Übereinstimmungen,* und daß der bei der Frau in den Tatsachen gegebene überzeugende Hinweis auf die Abhängigkeit ihrer Zustände von den Keimdrüsen beim Mann sehr viel schwächer ist.

Wir werden bei dieser Sachlage gut daran tun, zu prüfen, *in welcher Weise* und *wie weit* überhaupt für den Mann der in dogmatischer Form behauptete *Zusammenhang* der Wandlungen dieser Zeitstrecke mit dem Nachlassen der Keimdrüsentätigkeit wahrscheinlich ist.

Subjektive und objektive „Ausfallserscheinungen", wie sie die klimakterischen Nöte nach dem heutigen Stande unseres Wissens darstellen, sind zunächst einmal nichts Schicksalsmäßiges; sie können auftreten; sie treten häufig auf, aber *es muß nicht* sein. Sie bedeuten eine persönlich gefärbte Reaktion eines bestimmten Individuums auf eine allgemein wirkende mögliche Ursache; wie wenig wir über die dabei bestimmenden Umstände wissen, kann man sich leicht zum Bewußtsein bringen, wenn man bedenkt, daß wir angesichts einer gegebenen Reihe von gesunden geschlechtstätigen Frauen keine Anhaltspunkte dafür besitzen, um mit Sicherheit vorauszusagen, welche von ihnen klimakterisch geplagt sein werden (im allgemeinen dürfen wir beim Vorliegen einer depressiven Tendenz mit dem Auftreten einer klimakterischen Melancholie rechnen); noch viel weniger sind wir bei Männern zu einer Voraussage imstande, bei denen die Wahrscheinlichkeit einer klimakterischen Reaktion nach meinen persönlichen Eindrücken wiederum vor allem von der Art der nervösen Gesamtpersönlichkeit abhängt.

Beim Manne ist überhaupt, wie ich in einem früheren Kapitel schon ausgeführt habe, die Abhängigkeit des ganzen Daseins von seinen Keimdrüsen viel weniger ausgeprägt; die Frau, die in weit ausgedehnterem Maße im Dienste des Gattungslebens steht und dadurch für die Dauer ihres Geschlechtslebens eine Art von Uniformierung erfährt, beginnt ihr eigenstes *individuelles* Leben häufig erst mit der Menopause. Es ist nicht ohne Grund, daß die intellektuell gehobene und ästhetisch feinfühlige Matrone in der Entwicklung geistiger Anmut und graziöser Beherrschung des Lebens zu allen Kulturzeiten eine besondere Rolle gespielt hat. Der Mann ist nach der ihm zugewiesenen Aufgabe im Leben von Jugend auf genötigt, seine Persönlichkeit nach den verschiedensten Richtungen hin zu entwickeln, er ist nebenbei und zu Zeiten Geschlechtwesen (ich spreche von durchschnittlichen Verhältnissen und Organisationen); schon rein quantitativ genommen ist die Wahrscheinlichkeit gering, daß der Einfluß der Sexualsphäre bei geistesgesunden, intellektuellen Männern eine tief einschneidende Bedeutung gewinnen könnte; es ist hier so wenig wahr, wie in den Glaubenssätzen der psychoanalytischen Sekte, daß durch jedes männliche Wesen von der Wiege bis zum Sarge in der Tiefe dauernd ein heißer Achsenstrom von Sexualität fließt, von dem aus jede Lebensbeziehung unmittelbar oder mittelbar ihre Färbung und Gestaltung empfängt.

Ein Trugschluß ist an dieser Stelle, auch bei Ärzten, die keine psychiatrische Erfahrung besitzen, häufig und bedenklich, die Annahme nämlich, daß wenn wir in einem Manne Sinken der Potenz und des erotischen Interesses überhaupt und daneben eine seelische Depression finden, letztere psychologisch zu jener in einem Abhängigkeitsverhältnis stehen müsse; das Gegenteil ist sicherlich viel häufiger, daß *wegen* der vorhandenen Depression die sexuelle Ansprechbarkeit und Leistungsfähigkeit abnimmt und bis auf Null sinken kann, ebenso wie sie in umgekehrter Richtung mit steigender Gesamtstimmung zunimmt. Schon geistige Inanspruchnahme konzentrierter Art wirkt, ohne daß eine besondere Gefühlsfärbung vorhanden sein müßte, auf den animalischen Gegenpol im Sinne einer Schwächung ein. Es ist ein Denkfehler, wenn man in Verkennung dieser Zusammenhänge den Grund männlicher Verstimmung im 5. oder 6. Jahrzehnt ohne weiteres in Betrachtungen über die Einengung der Sexualsphäre sucht.

Wenn wir die Einflüsse, die beim Manne *möglicherweise* auf seine Lebensspanne zwischen 40 und 60 wirken, näher

ins Auge fassen, so sehen wir da selbstverständlich an der
Spitze „normale", dem Jahresringe entsprechende Wandlungen auf Grund parallel gehender „normaler" Altersver-
änderungen der nervösen Substanz. Als normal müssen auch
die Veränderungen des Inhaltes von Denken, Fühlen und Wollen
gelten, die einen Niederschlag aus 4—5 vorausgehenden Jahrzehnten des Erlebens bedeuten; unter diesen Erlebnissen
spielen natürlich auch die erotischen Dinge ihre Rolle, die aber
durchaus nicht die häufig behauptete allbeherrschende ist.

Neben diesen gesetzmäßigen Wandlungen, aber wohl kaum
v o r ihnen, kommen die veränderten *Verhältnisse der Keimdrüse* in Frage. Die Unsicherheit unseres tatsächlichen
Wissens über dieses Kapitel ist schon oben genügend unter-
strichen worden; insbesondere wissen wir nicht, ob für das,
was in die verletzlichen Beziehungen des Drüsenringes
treibend oder hemmend eingreift, Hormone des Samens oder
anderer Bestandteile des Hodens oder der Prostata verantwortlich zu machen sind. Ich vermisse in den theoretischen
Betrachtungen zu diesem Punkte immer *eine* Möglichkeit,
die von gewissen tatsächlichen Erfahrungen nahe gelegt wird.
Es ist bekannt, daß die Kurve der männlichen Begeisterung
beim Geschlechtsakte nicht sanft ausläuft, sondern einen
plötzlichen Absturz zeigt, der mit der physikalischen Erfüllung der Aufgabe zusammenfällt; die Schwankung vom
Lustgefühl zur Unlust, von der idealistischen zur rationa-
listischen Betrachtungsweise, ist beim Mann viel größer als
bei der Frau; der Mann ist in diesem Augenblicke einer
völligen Umkehrung seiner Gefühle für den Gegenstand seiner
Liebe im Sinne einer vorübergehenden Entwertung fähig;
das kann keinesfalls eine Hormonwirkung sein, die selbst,
wenn sie sonst wahrscheinlich wäre, jedenfalls einer längeren
Zeitspanne zu ihrer Entfaltung bedürfte; es kann nur etwas
sein, was mit der plötzlichen *Druckverminderung in den
Samenwegen* zusammenhängt; wenigstens ist dies das einzige, was zeitlich dem seelischen Abfall parallel geht; dieser
findet auch nicht etwa in einer psychischen Reaktion auf

die vorausgehende Hochspannung eine Erklärung; er kommt dem Erlebenden selber als ein überraschendes, vielleicht peinliches Moment zum Bewußtsein, das nur durch das Wissen um den vorübergehenden Charakter dieser Erscheinung entgiftet wird.

Ich halte es also für möglich, daß neben chemischen Möglichkeiten *ein reflektorisch wirkendes, mechanisches Moment* auf die erotische Psyche Einfluß übt — der Spannungszustand der Wandungen der Samenwege. Wir wissen aus zahlreichen Erfahrungen, wie sehr der gesamte männliche Tonus von dem Zustande dieser Behälter abhängt; wenn sie, sei es durch Onanie oder habituell geübte normale Exzesse im Durchschnitt leer oder wenig gefüllt sind, wirkt das *abschwächend auf den motorischen Charakter und die Phantasie des Trägers*; nicht ohne biologisch guten Grund wurde von interessierten gewissenlosen Höflingen versucht, Thronfolger oder jugendliche Herrscher, die durch ihre männliche Bedeutung unbequem zu werden drohten, durch Verleitung zu sexuellen Exzessen in ihren Willensqualitäten verkommen zu lassen.

Man darf in diesem Zusammenhange auch an die von der Erfahrung diktierte strenge Vorschrift erinnern, daß *Sportsleute* beim Training auf motorische Höchstleistungen sich aller geschlechtlichen Beziehungen zu enthalten haben (die körperlichen und seelischen Wirkungen von Exzessen auf den Verlust der Sicherheit bei Zirkusleistungen hat H. BANG in seiner Artisten-Novelle: „Die vier Teufel" in packender Weise dargestellt).

Welche Wege der Erklärung man auch bevorzugen mag, eines steht fest, daß von den männlichen Keimdrüsen und ihren wechselnden Zuständen starke Einflüsse ausgehen, die für das seelische Niveau in bezug auf den *allgemeinen Tonus* von bestimmender Bedeutung sind; die Meinung, daß in dieser Richtung die Zeit der männlichen Wechseljahre eine besondere Färbung haben k a n n , ist anzuerkennen, nur darf dabei nicht vergessen werden, daß man nicht die männlichen

Keimdrüsen, wie es jetzt vielfach geschieht, als *Herren* des seelischen Geschehens ausrufen darf. Im Menschenmann, dessen Geschlechtsleben sich von den tierischen Brunstgesetzen losgelöst hat, dem die Natur die Verfügung über diesen Teil seiner Persönlichkeit und seines Lebens à discrétion anvertraut hat, besteht längst eine tiefgreifende cerebrale Bindung aller erotischen Beziehungen, die in ziemlich weiten Grenzen von der zentralen Stelle her kommandiert werden; auch in den Jahren sinkender Geschlechtskraft kann von starken seelischen Einflüssen her der animalische Trieb episodisch neu angefacht und in die Tat umgesetzt werden.

Es ist alles in allem *nicht* so, daß eine *gradlinige Abhängigkeit* seelischer und körperlicher Wandlungen des alternden Mannes von seinen Keimdrüsen bewiesen oder wahrscheinlich wäre; die Möglichkeiten der Beziehungen sind sehr mannigfaltig und vielfach verflochten.

Wir dürfen auch an der Tatsache nicht vorübergehen, daß die am meisten charakteristischen Ausfallserscheinungen beim Weibe, die vasomotorischen Symptomenkomplexe, beim Manne meistens fehlen, und gerade sie sind eines unmittelbaren chemischen Zusammenhanges mit der Keimdrüsentätigkeit am meisten verdächtig.

Man könnte statt von Ausfallserscheinungen auch von *Entziehungssymptomen* sprechen und würde damit den Vorgang in eine besondere Beleuchtung und einen sonst wohlbekannten Zusammenhang rücken. Ein Morphinist, der früher im körperlichen und seelischen Gleichgewicht war, gewöhnt seinen Organismus daran, nur existieren zu können, wenn eine bestimmte Menge chemisch wirksamer Substanz in ihm kreist; er reagiert mit oft stürmischen Erscheinungen auf die plötzliche Entziehung des gewohnten Zusatzes zu seinen Körpersäften. Ganz ähnlich ist grundsätzlich die Lage des Weibes bei der Menopause; der kindliche Körper konnte gedeihen ohne eine bestimmte Gruppe und Menge von Sexualhormonen — ganz werden sie auch in den ersten 12—15 Jahren nicht fehlen —, er gewöhnt sich in der Pubertät, häufig nicht ohne unruhige Übergangserscheinungen, an die neue kreisende Dosis und soll sie dann eines Tages plötzlich wieder entbehren; er reagiert mit mehr oder weniger lebhaften Störungen der inneren Ausgeglichenheit im Drüsenring. Auch darin besteht eine weitere Analogie im Verlauf, daß der Organismus, gleichviel ob die ihm angewöhnte Menge chemisch wirksamer Beigabe ihm von außen beigebracht oder in ihm hergestellt wird, nach der Zeit der Entziehungserscheinungen sein Gleichgewicht wiederfindet und auch ohne das drei Jahrzehnte hindurch wirksame Reizmittel normal seine Pflicht tun kann.

Beim Mann wird niemand zu einer solchen Betrachtung gedrängt; augenscheinlich sind für ihn in der Zeit seiner Geschlechtsreife und -tätigkeit die inneren Sexualhormone nicht in dem Maße nötig wie für den weiblichen Körper; er erträgt den Anstieg ohne körperliche Revolution und das Versiegen ohne Abstinenzerscheinungen.

Wenn wir alles dieses überdenken, so neigt die kritische Wagschale sich *nicht* zugunsten der *Annahme eines männlichen Klimakteriums* im Sinne der weiblichen Wechseljahre; daß als seltene *Ausnahmen* Zustände vorkommen, die ähnlich aussehen wie weibliche Wechseljahrnöte, ist natürlich als Beweis nicht genügend.

Wir haben nun aber noch einige der in der angeführten Literatur vorgetragenen, angeblich beweisenden Tatsachen zu prüfen. Ganz abzulehnen ist sicherlich die Begründung, daß es ein männliches Klimakterium gebe, weil in den Jahren zwischen 40 und 60 die *Sterblichkeit* höher sei; die Behauptung, daß dieses an der Minderfunktion der Keimdrüsen läge, ist durch gar nichts gestützt; die Gründe einer erhöhten Sterblichkeit des Mannes dieser Jahre sind viel komplizierter und nicht auf eine so kurze Formel zu bringen. Einleuchtend ist z. B. schon die erwähnte Betrachtung, daß sich der Verschleiß an Lebenskraft durch Alkohol und Syphilis, die zunehmende Häufigkeit von Diabetes und Arteriosklerose gerade in dieser Zeitspanne auswirkt und die ihrer Struktur nach

auf geringere Lebensdauer angelegten Organisationen weg-
nimmt; wer dieses Jahrzehnt der Gefährdung überstanden
hat, besitzt fortan eine gewisse größere Lebenswahrscheinlichkeit. Das hat aber mit den Keimdrüsen gar nichts zu tun.
Man könnte, wenn es auf eine Disputation ankäme, mit
ebenso gutem Rechte die gegenteilige Behauptung vertreten, daß das Versiegen der Geschlechtstätigkeit einen
ökonomisch wirkenden Einfluß ausüben müsse, weil es An-
lässe zur Unruhe und die Neigung zur Verschwendung von
Lebenskräften aus dem Wege schafft.

Ebensowenig ist ein Beweis für die Analogie zwischen
weiblichen und männlichen Wechseljahren in dem *Vorkommen
ähnlich aussehender Depressionszustände* zu erblicken; es ist
bemerkenswert, daß sich in den mir zugänglich gewordenen
Veröffentlichungen zu diesem Thema nirgends eine wirklich
gründliche Auseinandersetzung mit wohlbekannten und
nicht umstrittenen Tatsachen der Psychiatrie findet; insbesondere ist der sehr wichtige und fast entscheidende Gesichtspunkt nicht genügend beachtet worden, daß die klimakterischen Depressionen häufig nur Wiederholungen
früherer ähnlich gefärbter Phasen darstellen — ein Umstand,
durch den natürlich diese Dinge des Charakters der Besonder-
heit entkleidet werden.

Ich wiederhole: wer darauf wartet, daß die Kranken
die entsprechenden Angaben aus ihrer Vergangenheit von
selbst merken, wird allerdings ein falsches Bild gewinnen; es
handelt sich oft um nicht sehr tiefgreifende depressive
Schwankungen vor 10—15—30 Jahren, die bei dem Patienten
keinen tiefen Eindruck hinterlassen haben und nicht als Vor-
gänger des gegenwärtigen Zustandes angesehen werden. Der
Zusammenhang, im großen gesehen, ist dann der, daß bei den
Disponierten in den Zeiten allgemein sinkender Lebenskraft
eine besondere Neigung zu Gemütsschwankungen trüber Art
besteht — eine banale Tatsache.

Keinen Beweis für eine seelische Sonderstellung dieser
Lebensphase des Mannes bedeutet die gelegentlich vorkom-

mende *Abwanderung des Sexualtriebes* auf fremdartige Ziele. Wir sehen das auch außerhalb der Wechseljahre, wenn die normale Leistungsfähigkeit dauernd oder episodisch nicht oder nicht mehr vorhanden ist und die Gesetze des Reizhungers wirksam werden, d. h. wenn das Bedürfnis nach Steigerungen wach wird, die auf qualitativem Wege gesucht werden, weil sie auf quantitativem Wege nicht gefunden werden können; solche Voraussetzungen schaffen für einen Teil der in dieser Richtung disponierten Männer die Wechseljahre.

Auch das ist kein Beweis, daß nach der ersten Mitteilung von KURT MENDEL eine *Reihe anderer Autoren* gleichgerichtete Beobachtungen gebracht haben. Es ist eine eigene Sache um das „Sehen" von Krankheitsbildern; so wenig das Nichtgesehenwerden einen Beweis für Nichtvorhandensein abgeben kann — die Geschichte der Medizin ist voll von Beispielen —, so wenig beweist die von einem bestimmten Gesichtswinkel her erfolgende neue Umgrenzung und Abgrenzung einer scheinbaren Krankheitseinheit etwas für ihre endgültige Lebensfähigkeit; dem mit dem Entwicklungsgang der Psychiatrie Vertrauten brauche ich hier keine Belege zu bringen; das klassische ins Groteske gesteigerte Beispiel erleben wir zur Zeit in der psychoanalytischen Bewegung; der Meister läßt die Gemeindemitglieder durch seinen Seelentubus alles das sehen, was er selber zu sehen wähnt, Komplexe, Symbole, Verdrängung, Sublimierung usw., Dinge, von denen wir Laien nur Andeutungen oder gar nichts wahrzunehmen vermögen. Das Sehen mit den Augen des literarischen Vordermanns tritt dann besonders leicht ein, wenn sein Vorgehen überraschende neue Lichter auf alte Zusammenhänge zu werfen scheint, wobei man dazu neigt, zu sagen: „das hätte ich eigentlich auch sehen sollen".

In der vorliegenden Frage waren die Voraussetzungen für ein Hineinsehen einer neuen Formengruppe dadurch besonders günstig, daß es sich um Erscheinungen handelt, die unter allen Umständen nach Stärke und Dauer unregelmäßig, schillernd in der Symptomatologie und in der Auslegung vieldeutig sind; *man kann* die Dinge so sehen, wie KURT MENDEL es tat, aber man *muß* es nicht. Es war verdienstlich, die ganze Frage aufgeworfen und sie zunächst einmal mit Bestimmtheit beantwortet zu haben; es ist dadurch die Anregung zu breiterer Beobachtung und Darstellung der fraglichen Zeitstrecke gegeben worden; befriedigende und gleichzeitig haltbare Lösungen dürfen wir in allen Gebieten, die mit der inneren Sekretion zusammenhängen, für absehbare Zeit nicht erwarten.

Für das „*männliche Klimakterium*" ist meines Erachtens bisher *kein Heimatsrecht* geschaffen worden; der Mann zwischen 40 und 60 zeigt zahlreiche, dieser Altersstufe besonders eigentümliche normale und krankhafte Wandlungen; aber *seine Wechseljahre sind keine „Wechseljahre"*.

Ich gebe mich natürlich nicht der Hoffnung hin, die Vertreter gegenteiliger Ansichten zu überzeugen; es ist überhaupt so selten, daß man durch Tatsachen und ihre logische Verwertung jemanden von einer festliegenden Ansicht abbringt; wir lieben die in uns erwachsenden echten oder vermeintlichen Erkenntnisse als unser eigenes „Fleisch und Blut" und lassen ungern daran rühren; das wissenschaftliche Leben wäre einfacher, wenn es anders sein könnte. Die Frage der männlichen Wechseljahre wird schließlich von der breiten Erfahrung der Praktiker endgültig entschieden werden.

Von *Behandlung* eines Krankheitszustandes kann eigentlich nicht die Rede sein, wenn man sein Vorhandensein in abgrenzbarer Form bestreitet; indessen will ich doch, da es in klinischen Darstellungen so üblich ist, darüber zum Schluß einige Worte sagen.

Mit der Erkenntnis, daß es sich um einen schicksalsmäßigen Ablauf von Vorgängen handelt, bei denen die Uranlage des Mannes das meiste und alles andere nur wenig ausmacht, sind dem Gedanken einer Beeinflussung enge Grenzen gezogen; ob ein Mann in diesen Jahren mit ängstlicher

Schonung seiner Kräfte eine schließlich doch zweifelhafte *Lebensverlängerung* erstrebt, ob er unter Vernachlässigung dieses Zieles aus seinem Leben herauszuholen sucht, was es hergeben will, ist eine Frage seiner persönlichen Philosophie, die nur er selber zu entscheiden hat; die für den Arzt, falls er gefragt wird, bestimmenden technischen Gesichtspunkte sind selbstverständlich.

Für die in engerem Sinne krankhaften *Geisteszustände* gelten die Regeln der psychiatrischen Wissenschaft.

Was den Laien heute am meisten berührt und manchmal brennend interessiert, ist die behauptete Möglichkeit einer *Verjüngung und Neubelebung der wankenden Erotik.* Die modernste Behauptung, daß es möglich sei, dieses Ergebnis beim Manne auf operativem Wege herbeizuführen, kommt einem uralten Wunsch des Menschen entgegen; ob es sich dabei um die Sagen vom Jungbrunnen oder um die alchimistische Erfüllung faustischen Verlangens oder um die Operationen handelt, die, von STEINACH ausgeführt, empfohlen und von anderen aufgenommen wurden, immer ist dabei das verführende Motiv, daß man das gern glaubt, was man hofft. Unser Zeitalter, das so vielerlei alten Besitz über Bord geworfen hat, glaubt an eines: an die Wunder der Technik; aber wären die Erfolge so, wie man sie uns anfangs in Aussicht stellte, so würden diese Eingriffe längst allgemein geübt werden; in Wirklichkeit sind die großen Erfolge nicht da, und sie können es nicht sein.

Wer die gleichzeitig geizige und bilanzsichere Abwägung aller Lebensgüter durchschaut hat, die des menschlichen Geschlechtes Schicksal ist, hat kein Vertrauen zu Versprechungen, deren Erfüllung darauf hinauskäme, daß es möglich geworden sei, der Natur durch *Betrug* etwas abzulocken, was sie nicht geben will und eine schicksalsmäßige Entwicklung wieder rückwärts laufen zu lassen. Wir wissen, daß jedes uns durch Abkehr vom natürlichen Wege oder verfeinerte Methoden zuwachsende Plus an Lebenslust eine Anleihe bei der Zukunft bedeutet, die in der einen oder

anderen Form, aber in jedem Falle unerbittlich heimgezahlt
werden muß; gelänge es, den alternden Organismus zu einer
programmwidrigen neuen erotischen Welle von nennens-
werter Dauer aufzureizen, so würde er das im weiteren Verlauf mit beschleunigtem Absinken büßen müssen. Wir ver-
säumen nichts, wenn wir die Kurve der Begeisterung für
die Verjüngungsmethoden mit Gelassenheit betrachten, Methoden, deren Gelingen uns außerdem in eigenartige seelische Konflikte zwischen geistigem Alter und körperlicher
Jugend führen würde; es war ein weiser *Arzt* (18), der in
die Gestaltung des Märchens von der *Altweibermühle* den
feinen Zug dichtete, daß die Verpflichtung, sämtliche Dumm-
heiten der verflossenen Lebensstrecke noch einmal zu machen,
die Verjüngungslüsternen verscheuchte.

Literaturverzeichnis.

Im Texte ist auf folgende Schriften Bezug genommen:

1. STEINACH: Zur vergleichenden Physiologie der männlichen Geschlechtsorgane. PFLÜGERS Archiv Bd. 56, 1894.

— Verjüngung durch experimentelle Neubelebung der alternden Keimdrüse. Berlin 1920.

2. KEHRER, F.: Die Psychosen des Um- und Rückbildungsalters. Zentralblatt für die ges. Neurologie und Psychiatrie Bd. 25.

KLEIST: Die Involutionsparanoia. Allgem. Zeitschr. für Psychiatrie, Bd. 70.

3. MÜLLER, L. R.: Über die Altersschätzung beim Menschen. 1922.

4. FRANZISKA VON ALTENHAUSEN: Ein Roman aus dem Leben eines berühmten Mannes in Briefen aus den Jahren 1898—1903. Leipzig: Köhler u. Amelang.

5. GOETHE, J. W.: Nausikaa. Ein Trauerspiel (Fragmentarisch). Cotta'sche Ausgabe, Bd. 13.

6. SCHOPENHAUER: Vom Unterschiede der Lebensalter (Parerga und Paralipomena).

7. MENDEL, KURT: Die Wechseljahre des Mannes (Climacterium virile). Neurol. Zentralbl. 1910.

8. HOLLANDER: Die Wechseljahre des Mannes (Climacterium virile). Neurol. Zentralbl. Bd. 29.

9. VAERTING: Wechseljahre und Altern bei Mann und Weib. Neurol. Zentralbl. 1918.

10. MARCUSE: Die Bedeutung des männlichen Klimakteriums für die Ehe und die Gattenbeziehung in: Die Ehe, ihre Physiologie, Psychologie, Hygiene und Eugenik 1927.

11. RODHE, EINAR: Climacterium virile. Svenska läkaretidningen Jg. 24, Nr. 1, S. 3 bis 13, 1927 (Schwedisch).

12. JUARROS, CESAR: Psychoneurotische Formen der männlichen Klimax und ihre Opotherapie. Med. ibera Bd. 18, Nr. 367, S. 1013 bis 1014, 1924 (Spanisch).

13. MARCUSE: Zur Kenntnis des Climacterium virile, insbesondere über urosexuelle Störungen und Veränderungen der Prostata bei ihm. Neurol. Zentralbl. S. 577. 1916.

14. WENCKEBACH: Über den Mann von 50 Jahren. Wien: Verlag Perles, 1915.

15. MENDEL, KURT: Die Wechseljahre des Mannes (Climacterium virile). Zentralblatt für die gesamte Neurologie und Psychiatrie Bd. 29, S. 385, 1922.

16. ASCHAFFENBURG: Das Verbrechen und seine Bekämpfung. Heidelberg: Verlag Winter.

17. R. GAUPP: Über den Selbstmord.

18. RICHARD LEANDER (VOLKMANN): Träumereien an französischen Kaminen.

19. GIESE: Erlebnisformen des Alterns. Halle a. S.: Verlag C. Marhold 1928 (mit Literatur zur Frage des Alterns).

20. VALLETAU DE MOUILLAC: Contribution à l'etude de l'âge critique. Thèse de Bordeaux 1908.

Aus der unübersehbar angewachsenen Literatur führe ich noch folgendes an:

ALLERS: Psychologie des Geschlechtslebens. Handbuch der vergleichenden Psychologie von KAFKA. München 1927.

BIEDL: Innere Sekretion. Berlin 1916.

GRIMM, JACOB: Rede über das Alter in: „Deutsche Akademiereden" von FRITZ STRICH.

HALBAN: Innersekretorische Fragen in der Gynaekologie. Münch. Mediz. Wochenschr. Nr. 41, 1921.

KAUDERS, OTTO: Keimdrüse, Sexualität und Zentralnervensystem. Verlag F. Karger. 1928.

MOEBIUS: Über die Wirkungen der Kastration. Halle 1903.

PANKOW, O.: Menopause und Ausfallserscheinungen nach später Kastration in: Handbuch der normalen und pathologischen Physiologie, 1926.

RIEGER: Die Kastration in rechtlicher, sozialer und vitaler Hinsicht. 1900.

SCHMIDT: Die Theorie und Praxis der STEINACHschen Operation. Wien 1922.

ZACHERL, HANS: Die Wechseljahre der Frau. Wien: Julius Springer. 1928.

Fortpflanzung, Entwicklung und Wachstum.

⟨„Handbuch der normalen und pathologischen Physiologie", herausgegeben von A. B e t h e ‑ Frankfurt a. M., G. v. B e r g m a n n ‑ Berlin, G. E m b ‑ d e n ‑ Frankfurt a. M., A. E l l i n g e r † ‑ Frankfurt a. M., 14. Band.⟩

E r s t e r T e i l: Fortpflanzung. Wachstum. Entwicklung. Regene= ration und Wundheilung. Mit 440 zum Teil farbigen Abbildungen. XVI, 1194 Seiten. 1926.　　　　　　　RM 96.—, gebunden RM 103.50

Z w e i t e r T e i l: Metaplasie und Geschwulstbildung. Mit 44 zum Teil farbigen Abbildungen. VIII, 617 Seiten. 1927.
　　　　　　　　　　　　　　　RM 51.—, gebunden RM 56.40

Jeder Band ist einzeln käuflich, jedoch verpflichtet die Abnahme eines Teiles eines Bandes zum Kauf des ganzen Bandes.

Innere Sekretion. Ihre Physiologie, Pathologie und Klinik. Von

Professor Dr. **Julius Bauer,** Wien. Mit 56 Abbildungen. VI, 479 Seiten. 1927.　　　　　　　　　RM 36.—, gebunden RM 39.—

Die konstitutionelle Disposition zu inneren Krankheiten. Von Dr. **Julius Bauer,** Privatdozent für Innere

Medizin an der Universität Wien. D r i t t e, vermehrte und verbesserte Auflage. Mit 69 Abbildungen. XII, 794 Seiten. 1924.
　　　　　　　　　　　　　　　RM 40.—, gebunden RM 42.—

Physiologische Theorie der Vererbung. Von

Professor Dr. **Richard Goldschmidt,** 2. Direktor des Kaiser Wilhelm‑ Instituts für Biologie in Berlin‑Dahlem. Mit 59 Abbildungen. VI, 247 Seiten. 1927.　　　　　　　RM 15—, gebunden RM 16.50

Entwicklung, Bau und Bedeutung der Keim= drüsenzwischenzellen. Eine Kritik der Steinachschen

„Pubertätsdrüsenlehre". Von Dr. med. et phil. **H. Stieve,** Privatdozent für Anatomie und Anthropologie an der Universität Leipzig. ⟨Sonderdruck aus „Ergebnisse der Anatomie und Entwicklungsgeschichte". Band XXIII.⟩ II, 249 Seiten. 1921.　　　　　　　　　　　RM 6.—

⟨Verlag von J. F. Bergmann in München.⟩

Die Wechseljahre der Frau. Von Privatdozent Dr. **Hans**

Zacherl, Graz. ⟨„Abhandlungen aus dem Gesamtgebiet der Medizin".⟩ Mit einer Textabbildung. VI, 128 Seiten. 1928.　　　　RM 7.50

⟨Verlag von Julius Springer in Wien.⟩